儿童口腔临床病例解读

丛书主编　李　昂

主　　编　吴礼安

副 主 编　周子凌　滕　蕊　张彩娣

编　　者　（按姓氏笔画排序）

王　琪　孙书恺　李思逸　李景仪

吴礼安　张彩娣　武敏科　周子凌

房瑞贞　高　磊　滕　蕊

学术秘书　高金霞

世界图书出版公司

西安　北京　广州　上海

图书在版编目（CIP）数据

儿童口腔临床病例解读/吴礼安主编.—西安:世界图书出版西安有限公司,2023.1(2025.1重印)

（口腔临床病例解读丛书/李昂主编）

ISBN 978-7-5192-7831-1

Ⅰ.①儿…　Ⅱ.①吴…　Ⅲ.①小儿疾病-口腔疾病-病案-分析　Ⅳ.①R788

中国版本图书馆 CIP 数据核字(2022)第 235688 号

书　　名	儿童口腔临床病例解读
	ERTONG KOUQIANG LINCHUANG BINGLI JIEDU
主　　编	吴礼安
责任编辑	杨　菲
封面设计	新纪元文化传播
出版发行	世界图书出版西安有限公司
地　　址	西安市雁塔区曲江新区汇新路 355 号大夏国际中心 B 座
邮　　编	710061
电　　话	029-87214941　029-87233647(市场营销部)
	029-87234767(总编室)
网　　址	http://www.wpcxa.com
邮　　箱	xast@wpcxa.com
经　　销	新华书店
印　　刷	西安金鼎包装设计制作印务有限公司
开　　本	889mm×1194mm　1/16
印　　张	13
字　　数	240 千字
版次印次	2023 年 1 月第 1 版　2025 年 1 月第 2 次印刷
国际书号	ISBN 978-7-5192-7831-1
定　　价	155.00 元

编者名单

（按姓氏笔画排序）

王　琪（空军军医大学第三附属医院）

孙书恺（空军军医大学第三附属医院）

李思逸（济南市口腔医院）

李景仪（佛山市口腔医院）

吴礼安（空军军医大学第三附属医院）

张彩娣（空军军医大学第三附属医院）

武敏科（空军军医大学第三附属医院）

周子凌（空军军医大学第三附属医院）

房瑞贞（青岛市口腔医院）

高　磊（空军军医大学第三附属医院）

滕　蕊（西安交通大学口腔医院）

序 一

Preface

目前的中国无疑处在一个伟大的"新时代"，全面推进健康中国建设是新时代的要求之一。因此，时代对原有的医学专业教育也提出了新要求，即推进"新医科"建设，包括要加快培养"小病善治，大病善识，重病善转，慢病善管"的全科医学人才。"口腔健康、全身健康"，口腔医学教育是"健康口腔"建设的基石。随着倡导"以受教育者认知规律为中心"的教学理念的推广，口腔医学教育也必然有所创新，必然成为一种让读者学会反思、讨论、跨学科思维、自学和掌握学习的、以受教育者为中心的教育。据此，作为从事口腔医学临床、科研、教育及管理近30年的从业者，当世界图书出版西安有限公司提出出版一套"口腔临床病例解读丛书"以配合口腔医学教育创新的邀约时，我本人深感认同，愿意尽最大努力将这件事做好。

2018年2月，项目正式启动。这套丛书计划由《牙体牙髓病临床病例解读》《牙周病临床病例解读》《口腔修复临床病例解读》《口腔正畸临床病例解读》《儿童口腔临床病例解读》组成。编辑首先发来了丛书策划思路与样章，提出"本套丛书旨在对口腔常见病、疑难病病例进行解读，重点在于讲授检查、治疗方法以及引导临床思维能力的构建；读者对象为口腔医学生和口腔医生；希望通过本书，读者能够领会临床的工作要点和工作技巧。"

"文章千古事，得失寸心知"。敢于接下这个任务的主要原因是我所在的教学医院有一批临床经验丰富、学术造诣精深的医生，同时，也有兄弟院校专家学者的大力支持。最终，本套丛书确定由西安交通大学口腔医学院、空军军医大学口腔医学院、四川大学华西口腔医学院、武汉大学口腔医学院、华中科技大学同济医学院附属协和医院口腔医学中心的同仁们协作撰写。《牙周病临床病例解读》的主编苟建重主任医师，是我27年前本科实习时的带教老师，医术精湛，极受患者信赖。我的另一位当年的带教老师蒋月桂主任医师，是《牙体牙髓病临床病例解读》的主编，特别"迷恋"根管治疗，临床技艺可谓"炉火纯青"。《口腔修复临床病例解读》的主编牛林主任医师，不但临床技术高超，也是我院修复专业教学、科研的核心骨干。《口腔正畸临床病例解读》的主编邹蕊博士是目前我院最年轻的主任医师，在数字化正畸领域成绩斐然。空军军医大学口腔医学院儿童口腔科的吴礼安教授，临床经验丰富，理论成果丰硕，教学水平高超，由他主编的《儿童口腔临床病例解读》一定能给读者带来全新的阅读体验。

经过一段时间的酝酿，2018年8月17日，我们召开了第一次座谈会，确定了全书的主要作者团队，完成了全书病例的系统设置，正式启动了编写工作。实际上，各位作者在临床实践中都已经积攒了丰富的典型病例库，一些病例在各级病例比赛中还获得过奖项。但为了将每种病例更好地展示给读者，我们还是进行了大量的补充和修订，力求尽善尽美。令人欣喜的是，经过2年多的艰苦努力，这套新颖、实用的病例解读丛书即将出版！

目前医学生的培养模式，推崇的是"以胜任力为导向的创新实践教学模式，培养应用型全科口腔医学人才"，因此，CBL（以临床病例为基础的学习方法）逐渐在医学教育中推广。但与之相应的教学资料仍然比较缺乏，尤其对以实践操作为主的口腔临床医学而言更是如此，希望本套丛书的出版，对口腔医学院校医学教育、住院医师培训、专科医师培训及继续医学教育阶段的医学生及医生带来一定的帮助。

李　昂

2020年3月11日

序 二

Preface

近年来，随着人民生活水平的不断提高，以及口腔健康意识的持续增强，全社会对儿童口腔健康的关注和诊疗需求都在日益增加。与此相适应，许多省、市都建立了儿童口腔专科或专门诊室；在中华口腔医学会儿童口腔医学专业委员会的引领下，儿童口腔专科会员呈爆发式增长；各种儿童口腔专科继续教育项目、培训课程和专业教材也应运而生。但我们也注意到，特别适合于基层口腔医生或初学者、涵盖儿童口腔常见诊疗范畴、以病例解读形式呈现的儿童口腔医学教材，还非常有限。因此，当接到总主编西安交通大学口腔医学院院长李昂教授的热情邀请，编写一本《儿童口腔临床病例解读》时，我非常乐意和兴奋，认为这是一次难得的机会，是一件很有意义的事情！当我把这一消息告诉我们团队时，大家报名非常踊跃，编写热情十分高涨。本书从受邀到完成终稿，总共历时两年。特别是在编写过程中，得到了我的导师文玲英教授的热情帮助，她不仅提出了很多建设性意见，还不辞辛劳地逐字审阅和修改，使大家深受感动、备受鼓舞，在此表达深深的敬意！

《儿童口腔临床病例解读》共纳入了 56 个病例，分为儿童龋病、儿童牙髓及根尖周病、儿童牙周黏膜病、儿童牙齿发育异常、儿童牙外伤、儿童口腔外科治疗和儿童牙列间隙保持及咬合管理 7 个部分，均为儿童口腔临床常见病、多发病，主要面对口腔医学生、全科口腔医生以及初年资的儿童口腔专科医生。本书所有病例均力求再现主要的诊疗步骤和即刻的治疗结果，同时简要解读病例的特点、诊疗注意事项和术者在诊疗过程中的相关思考，希望能易读好懂，对读者有所帮助。

本书大部分龋病、牙体牙髓病和根尖周病病例是现收集的，少部分则是在过去 10 年中陆续收集的，由于年限不一，加之患儿配合程度有限，有些病例可能存在图片像素不高、治疗中没能采用橡皮障隔湿等不足。此外，由于主编水平有限，编写团队非常年轻，加上编写时间比较仓促，所有编者都是在繁重的工作之余完成本书的编写，所以未能将儿童口腔所有的常见病例纳入，并且疏漏、不妥乃至错误之处在所难免，我们诚恳地接受读者和专家们的批评指正。

吴礼安

空军军医大学口腔医学院

第三附属医院

2022 年 12 月 15 日

目 录

Contents

第一部分

儿童龋病 ◂

患者，女，7岁。

主 诉

要求进行口腔检查。

病 史

现病史 3年前患者曾于我院行全身麻醉下乳牙列的综合治疗，术后无不适。现要求进行口腔检查。

既往史 否认全身系统性疾病史，否认药物过敏史。

家族史 否认家族遗传病史。

检 查

混合牙列，36已萌出，深窝沟，未见明显龋坏。46𬌗面部分窝沟色黑、质硬、卡探针，颊面沟龋坏，达牙本质浅层。75、84、85缺失，可摘式间隙保持器保持间隙。72、82牙颈部龋坏，73、83远中邻面及牙颈部龋坏，色深质硬，达牙釉质层，探痛（－）、冷刺激痛（－）、叩痛（－），正常生理动度，牙龈未见明显异常。74金属预成冠修复，冠边缘密封性好，探痛（－）、冷刺激痛（－）、叩痛（－），正常生理动度，牙龈未见明显异常（图1-1）。

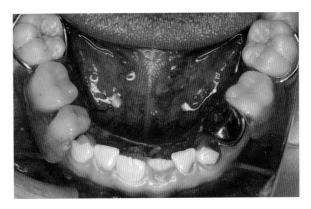

图1-1 术前下颌𬌗面像

诊 断

1.36深窝沟。
2.46中龋。
3.75、84、85早失。
4.72、73、82、83浅龋。

● 诊断要点

1.36𬌗面及颊面窝沟较深。

2.46𬌗面窝沟色黑、质硬、卡探针，颊面沟龋坏。

3.患儿，7岁，75、84、85缺失，但未到乳磨牙替换年龄。

4.72、73、82、83龋坏达牙釉质层，无明显不适。

治疗计划

1.36窝沟封闭。

2.46 充填术。

3.72、73、82、83 表面涂氟，定期复查。

治疗过程

1. 窝沟封闭前首先应对牙面彻底清洁，方法是在慢速手机上装上小毛刷，蘸取少量清洁剂（勿用含氟牙膏）来回刷洗牙面，清洁后彻底冲洗，用尖锐探针清除窝沟中残留的清洁剂（图1-2）。

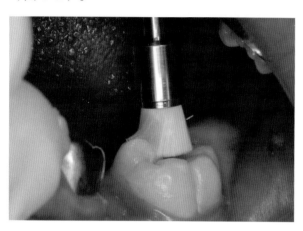

图1-2 清洁牙面

2. 牙面清洁后，隔湿干燥，在需封闭的牙面上涂布酸蚀剂（一般为牙尖斜面的2/3）。恒牙酸蚀时间为20~30s，乳牙为60s。酸蚀过程中不要擦拭酸蚀牙面，否则会破坏酸蚀的牙釉质，降低粘接力（图1-3）。

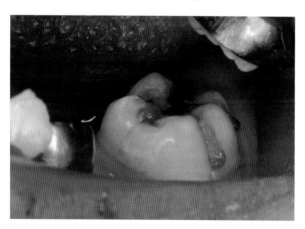

图1-3 酸蚀牙面

3. 酸蚀后水枪加压冲洗10~15s，冲洗后更换棉球隔湿，吹干牙面约15s。封闭前保持牙面干燥，不被唾液污染是封闭成功的关键。酸蚀牙面干燥后呈白垩色（图1-4），若无此现象应重新酸蚀；若酸蚀牙面被唾液污染，需再行冲洗并彻底干燥后重新酸蚀。

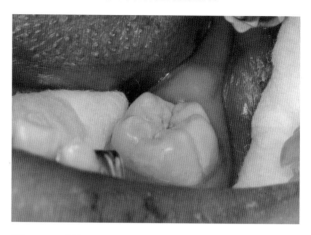

图1-4 酸蚀后的牙面

4. 用小毛刷或者专用输送器，将封闭材料涂布在酸蚀牙面上，注意将封闭剂渗入窝沟，使窝沟内的空气排出，并放置适量的封闭材料以覆盖牙面全部酸蚀面。在不影响咬合的情况下尽可能有一定的厚度，使涂层有足够的抗压强度，不易被咬碎（图1-5）。

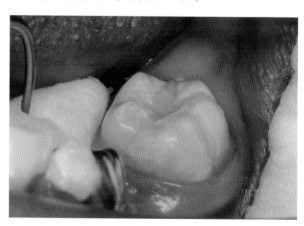

图1-5 涂布封闭剂

5. 光固化封闭剂涂布后，立即用光固化灯照射，照射源距离牙尖约1mm。照射时间一般为20~40s，照射的范围要大于封闭剂涂布的区域（图1-6）。

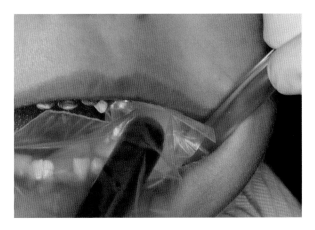

图 1-6 固化

6.封闭剂固化后，用探针进行全面检查，了解固化程度、粘接情况、有无气泡存在，寻找遗漏或未封闭的窝沟并重新封闭。若封闭剂没有填料可不调殆，若含填料并有早接触，应调殆（图 1-7）。

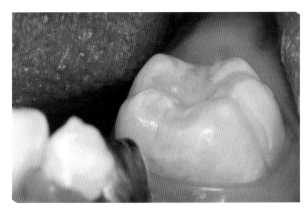

图 1-7 封闭完成

医　嘱

1.每半年复查，观察封闭剂存留情况。

2.口腔卫生宣教。

病例小结

1.根据离体牙磨片的观察，从解剖形态上将窝沟分为 P、V、U、I、IK 和 C 共 6 种类型，但实际上可简单分为两类：浅、宽的 V 形沟；深而窄的 I 形沟。I 形沟难清洁，易龋坏。窝沟龋占所有恒牙龋的 80% 以上，占所有乳牙龋的 44%。氟化物对减少牙釉质、牙骨质平滑面龋起到了很大的效果，但对窝沟龋的防龋效果却不理想。文献报道，窝沟封闭后，可减少 80% 的龋病的发生，是预防龋病的有效措施。

2.窝沟封闭的适应证为：①儿童乳磨牙、恒磨牙、前磨牙咬合面、颊面及舌面的窝沟点隙，特别是可以插入或卡住探针的窝沟，包括可疑龋；②对侧同名牙已患龋或有患龋倾向者；③乳磨牙在 3~4 岁，第一磨牙在 6~7 岁，第二磨牙在 11~13 岁，一般是在牙齿萌出后 4 年内。窝沟封闭的非适应证：①殆面无深的沟裂点隙，自洁作用好；②牙齿尚未完全萌出，部分咬合面被牙龈覆盖；③患较多邻面龋或已做充填；④牙齿萌出 4 年以上未患龋；⑤患者不能配合正常操作者。

3.即使操作严格，封闭剂每年也会有 5%~10% 的脱落率。患者的配合度、口腔卫生情况、釉质发育不全或矿化不全、重度磨牙、咀嚼硬糖块及龋病易感者会影响封闭效果。窝沟封闭后需强调定期复查的重要性，包括检查封闭剂的边缘渗漏，封闭剂下方有无龋齿发生，或封闭剂是否脱落等。

（周子凌　房瑞贞）

病例 2 乳牙龋病药物治疗

患者，女，7岁。

主 诉

要求进行口腔检查，牙齿涂氟。

病 史

现病史 2年前因严重婴幼儿龋就诊，64、75、84、85因残根而拔除，74因根尖周炎行乳牙根管治疗术和金属预成冠修复，现无不适，今来我院就诊行常规口腔检查与牙齿涂氟。

既往史 否认全身系统性疾病史，否认药物过敏史。

家族史 否认家族遗传病史。

检 查

混合牙列，口腔卫生可。53~63牙冠大面积龋坏，呈深棕色，质硬，探痛（－），冷刺激痛（－），叩痛（－），正常生理动度，牙龈未见明显异常。54、72、73、82、83牙颈部龋坏，探痛（－），冷刺激痛（－），叩痛（－），正常生理动度，牙龈未见明显异常。64、75、84、85缺失，64缺牙区佩戴带环丝圈式间隙保持器，75、84、85区域以可摘式间隙保持器保持间隙（图2-1）。

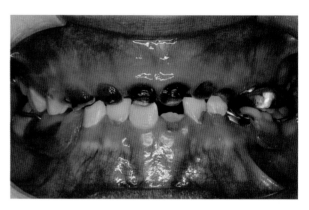

图2-1 术前正面殆像

诊 断

1. 重度低龄儿童龋（SECC）。

2. 51、52、53、54、61、62、63、72、73、82、83光滑面牙本质龋。

3. 64、75、84、85早失。

● **诊断要点**
口内多颗牙齿龋坏伴牙齿缺失。

治疗计划

口腔卫生宣教，全口涂氟（缺牙区已行间隙保持）。

治疗过程

1. 去除龋病软化牙本质，清洁修整牙面，以增强氟化物与牙面的接触，延长氟化物在牙面的停留时间（图2-2，图2-3）。

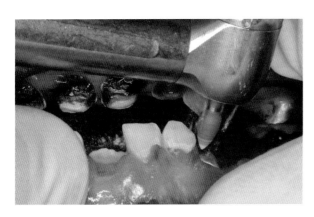

图 2-2　修整牙面，形成自洁区

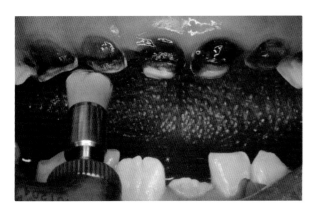

图 2-3　清洁牙面

2. 吹干牙面，隔湿干燥（图 2-4）。

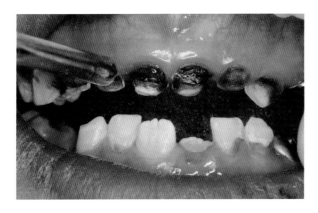

图 2-4　吹干牙面

3. 涂布含氟涂料，用小毛刷将含氟涂料涂布在所有牙面上，特别是两牙之间的邻间隙（图 2-5）。

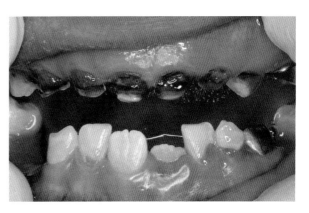

图 2-5　涂布含氟涂料后的牙面

医　嘱

1. 治疗后 1~2h 内勿喝水饮料等，4h 内避免进食过硬食物。

2. 建议涂氟当晚不要刷牙。

3. 3~6 个月复查，不适随诊。

病例小结

1. 低龄儿童龋（ECC）是指年龄 < 6 岁的儿童，只要在任意一颗乳牙上出现一个或一个以上的龋（无论是否形成龋洞）、失（因龋所致）、补牙面。重度低龄儿童龋（SECC）指年龄 < 6 岁的儿童所患的严重龋齿，应满足以下条件：3 周岁或更小年龄的儿童出现光滑面龋即为重度低龄儿童龋，或患儿口内龋失补牙面（dmfs）≥ 4（3 岁），dmfs ≥ 5（4 岁），dmfs ≥ 6（5 岁）。

2. 局部用氟为儿童和成人综合性防龋措施的一部分，可用于龋齿发展、正畸托槽周围脱矿、窝沟（咬合面）龋齿的预防。

3. 适量氟化物可以促进牙齿再矿化，抑制致龋微生物生长，预防龋病的发生。临床中常用含氟涂料、含氟凝胶和含氟泡沫（表 2-1）。对于 6 岁以下儿童，推荐使用 2.26% 的含氟涂料，既可以减少使用过程中儿童的不适及吞咽，又可以达到良好的防龋效果。

表 2-1　常用氟化物剂型、浓度及方法 #

剂型	浓度	使用方法	使用时间	推荐年龄 *	使用频率	防龋效果
含氟涂料	2.26%	牙面涂布	待其干燥	全年龄	3~6 月 / 次	38%
含氟凝胶	1.23%	托盘	4 分钟	6 岁以上	3~6 月 / 次	28%
含氟泡沫	1.23%	托盘	4 分钟	6 岁以上	3~6 月 / 次	24%

＃引自文玲英，吴礼安 . 实用儿童口腔医学 . 北京：人民军医出版社，2015.

注：各剂型都可达到良好的防龋效果，但含氟凝胶及含氟泡沫在使用过程中易引起恶心呕吐等不适，且用量大，操作不当可达中毒剂量，不推荐 6 岁以下儿童使用

4. 患有支气管哮喘的病例，在使用氟化物后，可能会引发哮喘；敏感性个体可能会出现溃疡性龈炎和口炎，如有必要可通过刷牙或冲洗去除；对于胃部敏感的个体，在大剂量广泛应用后可出现恶心的情况。

（房瑞贞　滕蕊）

病例 3 乳前牙透明冠修复

患者，女，3岁。

主诉

上前牙表面剥脱伴疼痛1年余。

病史

现病史 1年前患者发现上前牙表面逐渐剥脱，时有疼痛，伴牙龈反复肿包，未行特殊处理，现自觉不适感加重，今来我院就诊。

既往史 否认全身系统性疾病史，否认药物过敏史。

家族史 否认家族遗传病史。

检查

51颈部、邻面及腭面龋坏，牙冠呈灰色，探痛（－），冷刺激痛（－），叩痛（±），唇侧牙龈见瘘管。52、61、62唇面、近中邻面及腭面龋坏，探痛（＋），冷刺激痛（＋），叩痛（－），牙龈黏膜未见明显异常。54、64殆面及颊面龋坏，达牙本质浅层，探痛（－），冷刺激痛（－），叩痛（－），牙龈黏膜未见明显异常（图3-1，图3-2）。

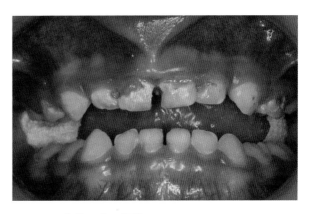

图 3-1 术前口内正面像

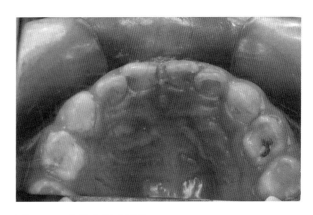

图 3-2 术前上颌殆面像

诊断

1. 重度低龄儿童龋（SECC）。
2. 51慢性根尖周炎。
3. 52、61、62深龋。
4. 54、64中龋。

• **诊断要点**

1. 51大面积深龋坏，牙冠变色，唇侧牙龈瘘管。

2. 52、61、62大面积龋坏，探痛（＋），冷刺激痛（＋）。

3. 54、64殆面及颊面龋坏，探痛（－），冷刺激痛（－），叩痛（－）。

治疗计划

1. 51根管治疗术＋透明冠修复。

2. 52、61、62牙髓切断术＋透明冠修复。

3. 54、64充填术＋金属预成冠修复。

告知患者：52、61、62大面积龋坏、近髓，出现冷热敏感等牙髓刺激症状，去除龋坏后牙髓会多处暴露，同时剩余牙体组织菲薄，修复时需要借助髓室固位，故先试行牙髓切断术，存在根髓保髓失败以及牙冠折断的风险，若术后出现自发痛、夜间痛、牙龈肿痛或牙冠折断等及时复诊进一步处理。患者家长同意治疗方案。

治疗过程

1. 去腐时注意不要伤及牙龈，可用快速手机初步去龋备洞，随后更换中到大号的不锈钢慢机球钻再次去龋备洞（图3-3，图3-4）。

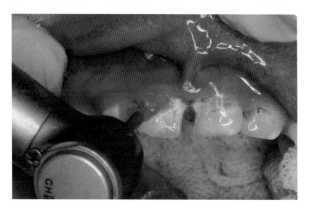

图3-3 快速手机初步去龋备洞

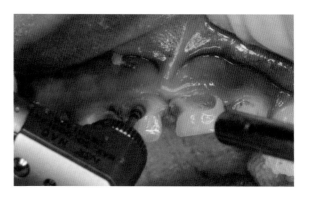

图3-4 慢速手机再次去龋备洞

2. 51完成根管治疗术，52、61、62完成牙髓切断术后牙体预备（图3-5）。

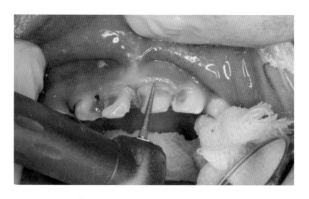

图3-5 牙体预备

3. 选择、修剪、试戴透明冠（图3-6至图3-9）。

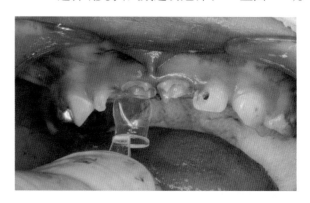

图3-6 选择大小合适的透明冠

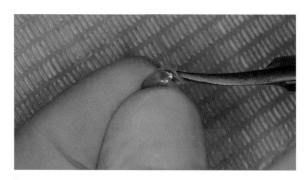

图3-7 锐利的弯剪修剪透明冠边缘

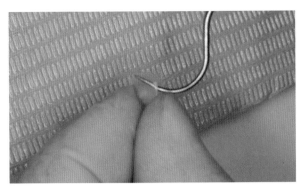

图 3-8　用尖探针刺穿透明冠的切角，制造排气孔和排溢道

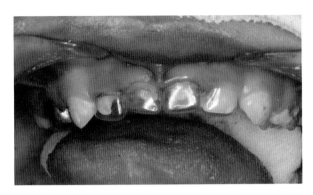

图 3-9　试戴

4. 酸蚀粘接，复合树脂配合透明冠进行充填修复（图 3-10 至图 3-19）。

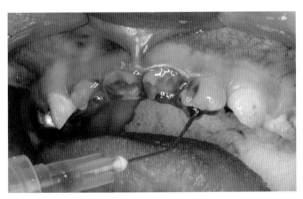

图 3-10　酸蚀牙面

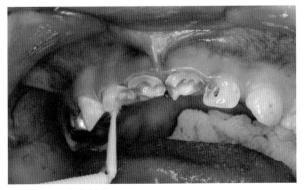

图 3-11　涂布粘接剂

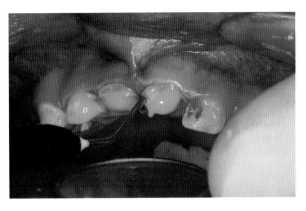

图 3-12　牙面充填部分流动树脂，减少气泡产生

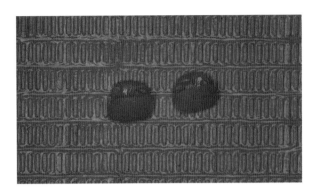

图 3-13　透明冠内填入纳米树脂

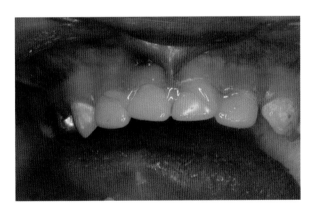

图 3-14　透明冠就位

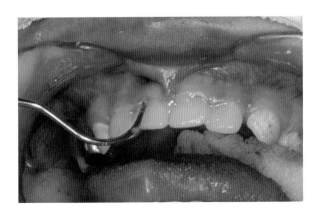

图 3-15　固化前，修整去除颈部与邻面溢出的多余充填材料

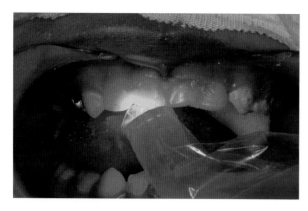

图 3-16 光照固化

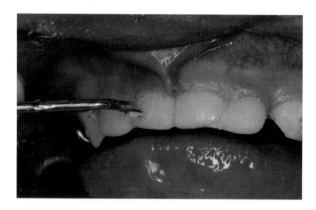

图 3-17 去除透明冠

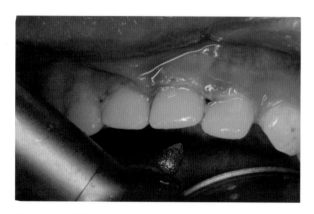

图 3-18 修整外形、邻接关系并调𬌗

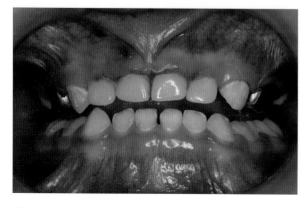

图 3-19 修复完成

医　　嘱

1. 患牙缺损较大，勿用前牙切咬，以免充填物折断。

2. 51 根管治疗术后需定期复查，若出现症状需重新评估并更改治疗。

3. 52、61、62 试行牙髓切断术，若出现自发痛、夜间痛、牙龈脓肿、瘘管等症状则表明保髓失败，应及时复诊行根管治疗术。

4. 患者为龋易感人群，需每 3~6 个月定期复查。

病例小结

1. 对于低龄儿童龋，患儿前牙缺损较大，单纯用树脂修复较为困难，且粘接面积小，易脱落，采用透明冠可增加粘接面积、增强固位，并快速恢复前牙的美观。乳切牙龋坏透明冠修复的适应证为：①多面龋坏；②累及切端的龋坏；③牙颈部龋坏；④口腔卫生差。

2. 低龄患龋儿童多见于不良饮食习惯与口腔卫生较差的婴幼儿。透明冠修复可减少继发龋的发生，降低因微渗漏及充填体脱落而导致的治疗失败；同时可修复牙齿的解剖外形及邻接关系，保护剩余牙体组织，维持牙列间隙；有利于美观及发音。

3. 透明冠修复是乳前牙充填修复中较美观的一种，但也是难度较大的一种治疗。治疗前需选择大小合适的冠并进行修剪，修剪时勿破坏邻面。去龋备洞时宜使用慢速手机、大号不锈钢球钻去龋，以减少牙龈出血。试冠时应完全戴入以确保有合适的间隙（图 3-9）。固化前尽量去除多余的充填材料，以减少对牙龈的损伤及调𬌗。去除透明冠时应用锐利的挖匙或手术刀片，可减少对修复体表面的损伤，保持唇面的光泽。当牙龈出血严重，影响修复的美观效果时，可以使用前牙预成冠，这种修复方式可以一次完成，但预成冠没有弹性，力量较大时容易破裂，且费用高、需预备更多的牙体组织、对于牙列拥挤的病例不易戴入。

（房瑞贞　吴礼安）

病例 4 乳磨牙充填术

患者，女，3岁。

主诉

左下后牙变黑 2 个月。

病史

现病史 2 个月前家长发现患儿左下后牙变黑，无自觉症状，今来我院就诊。

既往史 否认全身系统性疾病史，否认药物过敏史。

家族史 否认家族遗传病史。

检查

74 远中邻面、𬌗面龋坏，探痛（－），叩痛（＋），冷刺激痛（－），牙齿发暗，颊侧牙龈可见瘘管，挤压有脓液溢出。75 𬌗面窝沟可见龋坏，探痛（±），叩痛（－），冷刺激痛（±），牙龈正常（图4-1）。X线片显示 74 根分叉下方牙周硬骨板破损骨质稀疏，远中根尖周有暗影，75 窝沟龋坏达牙本质浅层。

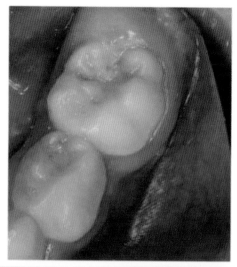

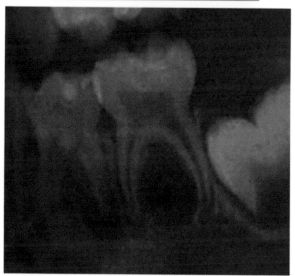

图 4-1 术前口内照及 X 线片

诊断

1. 74 慢性根尖周炎。
2. 75 中龋。

●诊断要点

1. 74 远中邻𬌗面可见龋坏，叩痛（+），牙齿颜色发暗，X 线片示远中根尖周暗影。

2. 75 𬌗面窝沟龋坏，探诊及冷刺激轻度不适，X 线片示 75 龋坏达牙本质浅层。

治疗计划

1. 74 乳牙根管治疗术加金属预成冠修复术（具体治疗详见本书第二部分之病例 12）。

2. 75 树脂充填修复术。

治疗过程

1. 局部麻醉下 74、75 上橡皮障，75 去龋备洞，龋坏达牙本质浅层（图 4-2）。

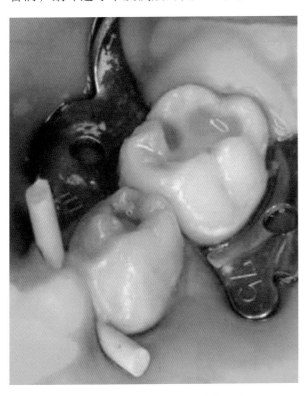

图 4-2　上橡皮障、75 去龋备洞、清洗、吹干

2. 涂布粘接剂、吹匀、光照固化（图 4-3 至图 4-5）。

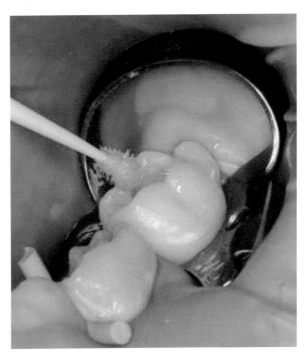

图 4-3　75 涂布粘接剂

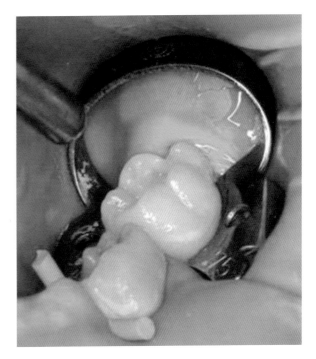

图 4-4　75 吹匀

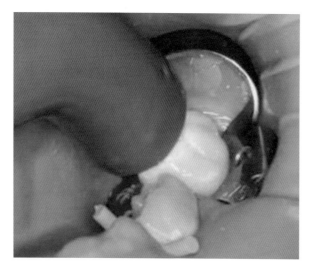

图 4-5　75 光照固化

　　3. 纳米流动树脂（A2）充填，光照固化，修整形态（图 4-6 至图 4-9）。

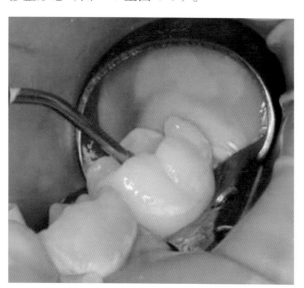

图 4-6　75 流动树脂充填

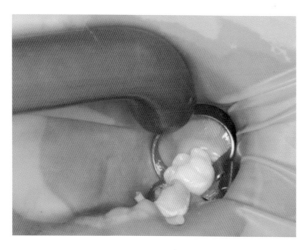

图 4-7　75 光照固化

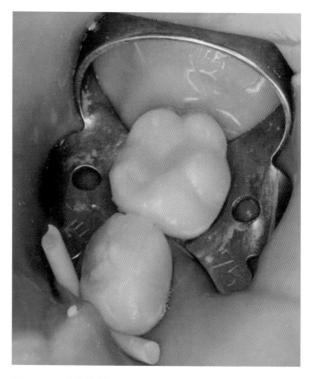

图 4-8　形态修整，调𬌗

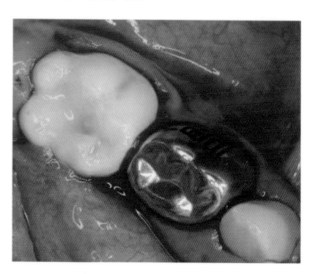

图 4-9　术后即刻

医　　嘱

　　1. 麻药消散前勿进食。

　　2. 75 术后偶有轻微疼痛不适，一般可自行消退，不适随诊。

　　3. 采用巴氏刷牙法饭后清洁牙齿。

　　4. 每半年定期复查。

病例小结

1. 本病例为中龋，病变的近中侧位于牙本质浅层。牙本质因脱矿和有机质溶解而软化成洞，并随色素的侵入而变色，龋洞中除有软化的牙本质外，还有食物残渣、菌斑等。患者对冷热酸甜食物敏感，冷刺激尤为明显，但刺激去除后症状立即消失。牙髓组织受到激惹，可发生保护性反应，形成修复性牙本质，能在一定程度上保护自身免受物理与化学因素的刺激。中龋有其典型的临床特点，因此诊断并不困难。

2. 中龋治疗过程中，去龋至牙本质浅层时，会有一定的酸痛感觉，但不出现剧烈的疼痛，可提前告知患儿。

3. 充填材料的选择。

（1）玻璃离子水门汀充填：玻璃离子水门汀因其对牙髓的刺激性小，与牙体组织，尤其与牙本质有一定的粘接力，有的还能缓释氟元素，可抑制继发龋的发生，加之色泽和透明感近似牙质，符合美观的需求，应用于乳牙充填修复日益增多。适用于乳前牙Ⅰ类、Ⅲ类和Ⅴ类洞，乳磨牙颊、舌面Ⅰ类和Ⅴ类洞。

（2）复合树脂充填：由于复合树脂材料的不断更新与改进，其固化收缩减少，物理强度、粘接力及边缘封闭性增强，且色泽更接近牙体组织，近年来在儿童牙体修复领域得到广泛应用。尤其是结合透明冠的使用，可对乳前牙多牙面广泛龋损进行修复。但其对隔湿要求高，操作步骤较多、时间较长，对于配合度差的患儿应慎用。

（滕蕊 吴礼安）

病例 5　乳磨牙间接盖髓术

患者，女，5岁。

主诉

左上后牙色黑有洞1年，食物嵌塞不适1个月。

病史

现病史　1年前家长发现患儿左上后牙牙面有黑点，未曾治疗，黑点逐渐增大，近1个月有食物嵌塞不适感，无自发痛及夜间痛，今来我院就诊。

既往史　否认全身系统性疾病史，否认药物过敏史。

家族史　否认家族遗传病史。

检查

65船面龋洞，边缘色黑，洞底探查质软，有嵌塞的食物，探痛（+），叩痛（−），冷刺激痛（+），无明显松动，牙龈缘及牙龈乳头发红，口腔卫生欠佳（图5-1）。

诊断

65深龋。

● **诊断要点**

1. 65色、形、质改变：色黑，呈龋洞，洞内有食物嵌塞。洞底有探痛点，似近髓。

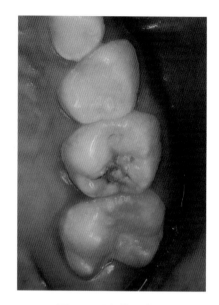

图5-1　术前口内照

2. 患牙无自发痛及夜间痛，龋坏近髓，探诊敏感，冷刺激敏感，去除后不适感即刻消失。

治疗计划

65间接盖髓术。

告知家长：患牙龋坏近髓，先试行保髓治疗。若术后出现自发痛、夜间痛、牙龈肿痛等及时复诊，视情况再行乳牙根管治疗术。

治疗过程

1. 65清洁牙面，快速手机及慢速手机去净龋坏，备洞（图5-2，图5-3）。

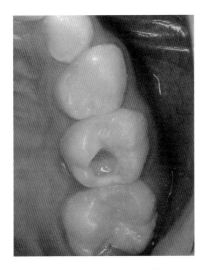

图 5-2　快速手机去龋备洞

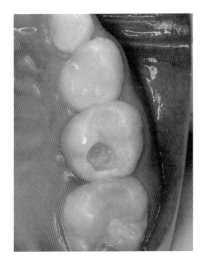

图 5-3　慢速手机去净龋坏，修整洞型

2. 清洗干燥窝洞，Dycal 氢氧化钙覆盖洞底间接盖髓，富士九玻璃离子垫底（图 5-4，图 5-5）。

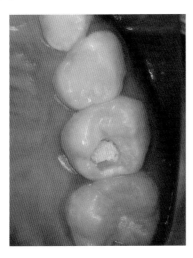

图 5-4　Dycal 氢氧化钙间接盖髓

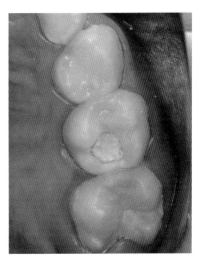

图 5-5　玻璃离子垫底

3. 涂布自酸蚀粘接剂，光照固化。采用纳米流动树脂（A2）充填窝洞，光照固化，调𬌗、抛光（图 5-6，图 5-7）。

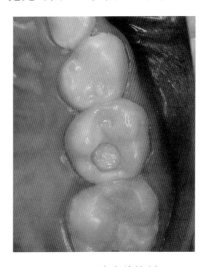

图 5-6　涂布粘接剂

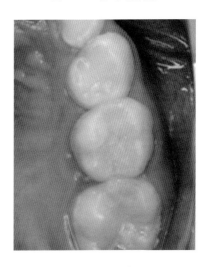

图 5-7　树脂充填，调𬌗

医　　嘱

1. 患牙 65 试行间接盖髓术，术后近期仍可能出现冷刺激痛，随后渐渐消失，若出现自发痛、夜间痛、牙龈肿痛等症状则应及时复诊行进一步牙髓治疗。

2. 修复体在口腔复杂环境中可能会发生继发龋，建议每半年定期复查。

3. 改善饮食习惯，保持口腔卫生，采用巴氏刷牙法饭后清洁牙齿。

病例小结

1. 龋病进展到牙本质深层，临床检查一般可见牙齿的色、形、质改变，龋坏近髓，患者对冷热、酸甜和机械刺激敏感或有明显的激发性疼痛，但刺激去除后，症状立即消失。也有部分患者无明显刺激症状，仅因有洞、食物嵌塞就诊。

2. 采用树脂充填修复，无论前后牙，应术前比色。考虑乳牙色白，65 龋坏位于殆面、是以窝沟为主的 I 类洞，故采用对美观要求不高的单色技术。

3. 临床上许多药物和材料可作为盖髓剂，例如，氢氧化钙制剂、无机三氧化物聚合物（MTA）、骨形成蛋白、酶类以及脱矿牙本质等材料，其中氢氧化钙、MTA 和 iRootBP 是疗效确切、临床常用的盖髓剂。氢氧化钙制剂较多，如 Dycal、Cavital、碘仿氢氧化钙等，呈强碱性，牙髓在强碱性和钙离子作用下可促进其细胞的增殖，并分化为成牙本质细胞，从而沉积并矿化修复性牙本质，以保护牙髓，并有利于可复性牙髓炎的康复。直接盖髓材料多选择生物相容性及封闭性更好的 MTA 或 iRoot BP 等生物陶瓷材料。

4. 患儿牙列处于混合牙列期，26 初萌，但覆盖大量软垢，应加强口腔卫生宣教，引起患儿及家长的重视。

（武敏科　吴礼安）

病例 6 乳磨牙间接盖髓术（金属预成冠修复）

患者，男，3岁。

主 诉

左下后牙有洞6个月。

病 史

现病史 6个月前家长发现患儿左下后牙有黑洞，未曾治疗，半月前出现咀嚼时食物嵌塞不适，偶有冷热刺激疼痛，无自发痛、夜间痛，今来我院就诊。

既往史 否认全身系统性疾病史，否认药物过敏史。

家族史 否认家族遗传病史。

检 查

74远中邻面、殆面龋坏，远中龋坏面平齐牙龈，色黑、质软、近髓，探痛（±），叩痛（-），冷刺激痛（±），无明显松动，牙龈未见明显异常，口腔卫生尚可（图6-1）。

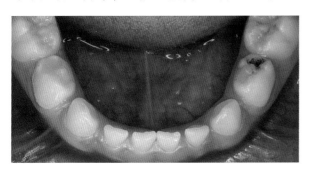

图6-1 术前下颌殆面像

X线片示：74远中邻殆面低密度影像，近髓、根分叉及根尖周未见明显异常；继承恒牙胚牙囊骨壁完整（图6-2）。

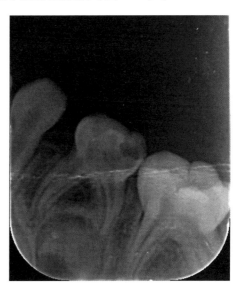

图6-2 术前X线片

诊 断

74深龋。

●诊断要点

1. 74有洞，色、形、质改变，探诊、冷刺激敏感。

2. X线片示74龋坏近髓，根分叉及根尖周未见明显异常。

治疗计划

74试行间接盖髓术+金属预成冠修复。

21

告知家长：74龋坏近髓，先试行保髓治疗，但有保髓失败的风险，若术后出现自发痛、夜间痛、牙龈肿痛等及时复诊，视情况决定是否行乳牙根管治疗术。

治疗过程

1. 74清洁牙面，快速手机去龋备洞，近髓处慢速手机去净软龋，为避免露髓，保留少许变色硬化牙本质（图6-3）。

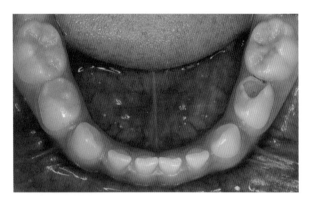

图6-3 去净龋坏，备洞

2. 隔湿，干燥窝洞，Dycal氢氧化钙覆盖洞底间接盖髓，富士九玻璃离子垫底，充填修复（图6-4）。

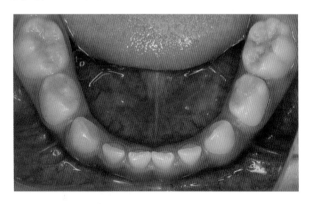

图6-4 74充填修复后

3. 74牙体预备：降低咬合，磨开邻面，行预成冠牙体预备（图6-5）。

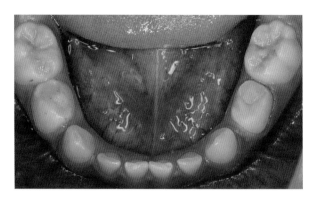

图6-5 74行预成冠牙体预备

4. 根据74牙冠的近远中径和𬌗龈距离，选择合适大小的预成冠，试戴，修整冠龈缘，确认冠边缘及咬合合适后，采用玻璃离子粘接，清除多余粘接剂（图6-6）。

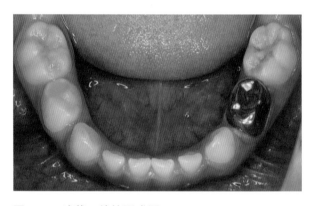

图6-6 试戴、粘接预成冠

5. 再次检查咬合接触，确认预成冠完全就位，并无压迫牙龈等不适（图6-7）。

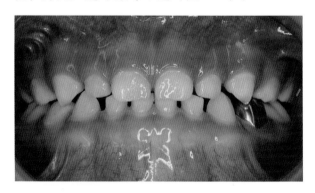

图6-7 再次检查咬合

医 嘱

1. 74试行间接盖髓术，如有轻微冷敏感不适属于正常术后反应，若出现自发痛、夜间痛、牙龈肿痛等症状则表明保髓失败，应及时复诊行乳牙根管治疗术。

2.预成冠修复后牙龈略感不适，属正常术后反应，可逐渐自行缓解。

3.勿食黏性食物，若预成冠松动、脱落应及时复诊；如有丢失、损坏应及时重新制作。

4.乳牙预成冠会随乳牙替换一起脱落，无需刻意摘除。

5.建议每半年复查，保持口腔卫生，采用巴氏刷牙法饭后清洁牙齿。

病例小结

1.根据患牙龋病位置、大小、深度等制备洞形，使其具备固位形与抗力形的要求。备洞后见：远中髓壁颊侧髓角处透红、近髓，故行盖髓。

2.金属预成冠：适用于邻面窝洞充填（本病例74远中龋洞龈壁平齐牙龈缘）、大面积缺损修复、牙齿发育异常（如牙本质或牙釉质发育异常）修复、根管治疗术后和作为间隙保持器或矫治器的固位体等。目前尚无任何充填材料在固位方面优于金属预成冠。它使牙颈部修复更密合，降低微渗漏和继发龋；可恢复牙齿解剖外形，提高咀嚼效率；对于根管治疗术后的患牙，大大降低了补料脱落和牙冠折裂的风险。但对金属过敏或有磁共振检查需求的患儿禁用。

3.根据患牙近远中径长短选择合适大小的冠，勿过大或过小，避免冠就位困难或术后牙龈疼痛及影响邻牙萌出。冠边缘应位于龈下约0.5~1mm，避免过长或过短；冠边缘的修整要使用专用冠剪，缩颈钳缩颈，并进行打磨抛光，避免损伤牙龈。预成冠试戴后，咬合抬高勿超过1mm。

4.传统的乳牙金属预成冠，虽不美观，但价格较低，已普遍应用；随着对美观要求的提高，乳牙全瓷预成冠逐渐成为一种需求，但价格昂贵，有一定的应用前景。

（武敏科　房瑞贞）

病例 7　恒磨牙间接盖髓术

患者，男，9岁。

主　诉

右下后牙牙面有黑线3月。

病　史

现病史　3个月前家长发现患儿右下后牙牙面有少许黑线，无洞，无不适，未曾治疗；近期发现牙面黑线加重加深，出现牙洞，偶有冷刺激痛，无自发痛、夜间痛，今来我院就诊。

既往史　近年来多个乳牙龋坏，曾有疼痛，未行治疗，否认全身系统性疾病史，否认药物过敏史。

家族史　否认家族遗传病史。

检　查

46殆面窝沟龋坏，色黑，质硬，可卡住探针，无不适；颊面龋洞，探痛（＋），冷刺激痛（±），叩痛（－），无明显松动，牙龈未见明显异常（图7-1）。84、85残根，Ⅰ度松动，牙龈轻度红肿。

X线片示：46牙本质层见一圆形暗影、近髓、牙根未发育完成，Nolla 9期，根尖周硬骨板连续，未见明显异常。84、85残根，牙根吸收，继承恒牙胚发育约Nolla 8期（图7-2）。

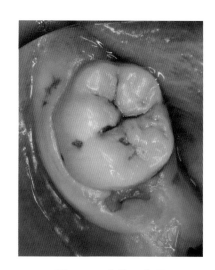

图7-1　术前口内照

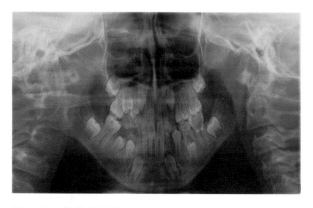

图7-2　术前X线片

诊　断

1. 46深龋。
2. 84、85残根。

● **诊断要点**

1. 46色、形、质改变：色黑、有洞、龋坏近髓，探诊、冷诊敏感，无自发痛、夜间痛。

X线片示46牙本质层暗影近髓。

2.临床和X线片均显示84、85牙体缺损、仅剩残根。

治疗计划

1. 46间接盖髓术。

2. 择期84、85拔除，舌弓式间隙保持器维持缺牙间隙。

治疗过程

1. 局部麻醉后，46清洁牙面，快速手机去除窝沟龋坏组织并备洞，修整洞型（图7-3，图7-4）。

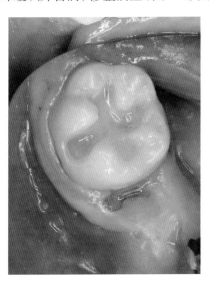

图7-3　快速手机去龋备洞

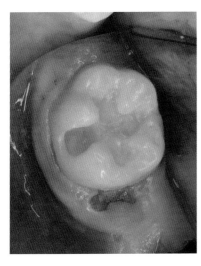

图7-4　修整洞型

2. 棉卷隔湿，干燥窝洞，Dycal氢氧化钙于近髓处间接盖髓，富士九玻璃离子垫底（图7-5，图7-6）。

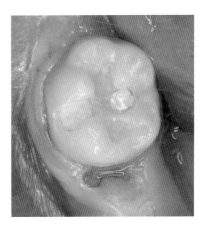

图7-5　间接盖髓

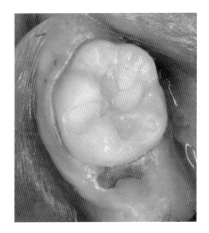

图7-6　玻璃离子垫底

3. 牙齿比色，涂布自酸蚀粘接剂，采用纳米树脂（A2）分层充填窝洞，光照固化，调𬌗抛光（图7-7，图7-8）。

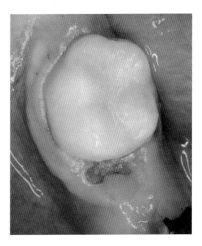

图7-7　树脂充填

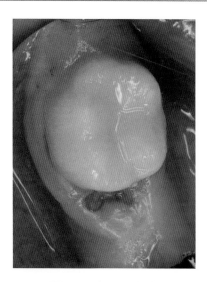

图 7-8　调𬌗、抛光

医　　嘱

1. 46 需定期复查，若出现自发痛、夜间痛等症状则表明保髓失败，应及时复诊行牙髓治疗。

2. 勿食黏性及深色食物，保持口腔卫生，采用巴氏刷牙法饭后清洁牙齿。

3. 修复体在口腔复杂环境中可能会发生继发龋，建议每半年定期复查。

病例小结

1. 窝沟龋：指后牙𬌗面或颊舌面窝沟处所发生的龋坏。窝沟龋常是口小底大的潜行性龋损，病变很容易进展到牙本质层，临床上检查可能无明显龋洞，但其深层已有较大范围的病变。因此，窝沟龋不容忽视，应早发现早治疗，避免造成牙髓感染。

2. 后牙树脂充填修复，应恢复各个牙面的正常外形，并应准确调𬌗，这对患儿局部的咀嚼功能、牙周健康及咬合建立至关重要。

3. 患儿口内有多个乳牙残根、残冠，说明恒牙处于高危致龋环境，应引起患儿及家长的足够重视，养成良好的口腔卫生习惯并及时治疗存在的问题，以改善口腔环境，维持口颌系统健康。

（武敏科　吴礼安）

病例 8　恒磨牙间接盖髓术（化学去龋法）

患者，男，9 岁。

主　诉

左下后牙食物嵌塞不适半年余。

病　史

现病史　半年前患者发现左下后牙有洞，食物嵌塞不适，伴冷热刺激疼痛，无自发痛及夜间痛，今来我院就诊。

既往史　否认全身系统性疾病史，否认药物过敏史。

家族史　否认家族遗传病史。

检　查

36 殆面大面积龋坏，探诊深至牙本质深层，窝洞内大量龋坏组织，探痛（＋），冷刺激痛（＋），叩痛（－），正常生理动度，牙龈未见明显异常。X 线片示：36 龋坏近髓，发育至 Nolla 9 期，根尖周未见明显异常（图 8-1）。

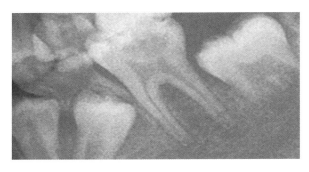

图 8-1　36 龋坏近髓，根尖周未见明显异常

诊　断

36 深龋。

● 诊断要点

1. 36 殆面大面积龋洞，达牙本质深层，探诊敏感，冷诊敏感。

2. 无自发痛及夜间痛，X 线片示龋坏近髓，根尖周无异常。

治疗计划

36 试行间接盖髓术。

告知患者：36 龋坏近髓，先试行保髓治疗，但存在保髓失败的风险，若术后出现自发痛、夜间痛等及时复诊另行牙髓治疗，患者家长知情同意。

治疗过程

1. 36 局部浸润麻醉，上橡皮障（图 8-2）。

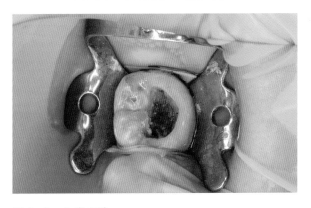

图 8-2　上橡皮障

2. 快速手机初步去龋，向窝洞内注入伢典去腐凝胶，进一步去除龋坏的牙体组织（图8-3）。

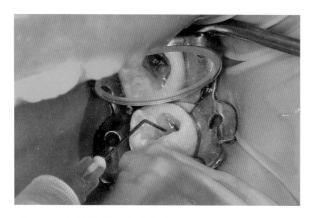

图8-3　窝洞内注入去腐凝胶

3. 去腐完成，可见窝洞底部少许质硬，着色的牙本质（图8-4）。

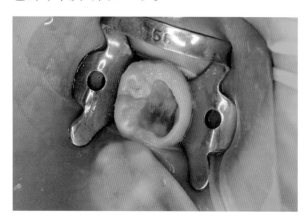

图8-4　去腐完成后，窝洞底部可见少许着色的牙本质

4. 护髓充填（图8-5，图8-6）。

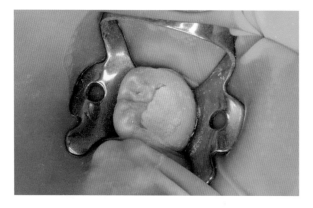

图8-5　碘仿氢氧化钙护髓

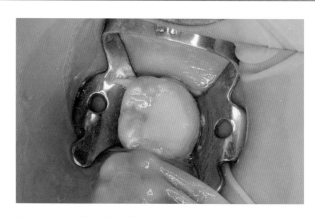

图8-6　玻璃离子充填

医嘱

1. 36试行活髓保存术，近期勿食过冷过热食物，避免牙髓刺激。

2. 治疗后，若出现自发痛、夜间痛、牙龈红肿等症状则表明保髓失败，应及时复诊另行牙髓治疗。

3. 牙齿缺损较大，勿食过黏过硬食物，避免充填物脱落。

4. 6周复诊，若无症状，去除上层玻璃离子，行复合树脂永久充填。

病例小结

1. 深龋是指龋病进展到牙本质深层，牙体组织破坏较深，龋病近髓，细菌毒素可通过牙本质小管侵犯牙髓；当牙髓长期遭受冷热或嵌塞食物等理化刺激，而出现敏感或疼痛时，此时牙髓可能出现可复性炎症，宜施行护髓治疗。因此，深龋治疗过程中，牙髓状态的判断，是治疗成功的基础。治疗前需详细了解病史，有无自发痛及夜间痛，同时结合临床、X线片，以及去龋后洞底是否近髓等现象，判断牙髓的状况。

2. 年轻恒牙，牙根尚未发育完成，因此保存活髓，促进牙根继续发育非常重要。而年轻恒牙髓腔大，髓角高，深龋近髓，去腐时容易穿髓。因此去龋备洞过程中，应将保护牙髓放在首位，尽量减少对牙髓的刺激或穿髓可能，避免对牙髓形成新的损伤。采用化学去腐，可减少去腐过程中对牙髓的机械刺激，同时其具有高度的选择性，仅去除龋坏的牙本质，不破坏健康的牙体组织。

3.本病例采用伢典去腐凝胶辅助去龋：是一种化学-机械法治疗龋齿的无痛微创去龋新技术，采用化学凝胶使龋坏组织软化，然后使用专用手工工具将软化的龋坏组织轻柔地刮除。此过程中不需要使用牙钻，无噪声，从而缓解患儿就诊时的紧张情绪，使患儿可以在轻松、友好的环境下接受治疗。研究显示，伢典去腐凝胶与传统去腐方式相比，去龋效果无差别，但可以减轻疼痛，减少麻醉药物的使用，降低牙髓暴露的风险。

4.盖髓剂应具有良好的生物相容性，对机体和牙髓组织无刺激性，无毒性，可促进和诱导修复性牙本质形成。氢氧化钙的高 pH 值具有杀菌作用，同时可促进脱矿牙本质的再矿化，是临床中常用的盖髓材料。碘仿具有防腐及减少渗出等作用，溶解的游离碘可持续杀灭细菌，并能使细菌产物氧化，对组织无刺激性。双糊剂型氢氧化钙（Dycal）也适用于本病例。近年来，MTA 及 iRoot BP 作为盖髓剂，在临床上得到了广泛应用，其封闭作用好，减少微渗漏，预后好。

5.玻璃离子暂时充填，对牙髓刺激性小；其释氟能力可抑制致龋菌的生长，促进软化牙本质再矿化，增加对牙髓的保护；与牙齿有很好的化学粘接；热膨胀系数与牙齿相近、封闭性能好。

（房瑞贞　吴礼安）

第二部分

儿童牙髓及根尖周病 ◀

乳磨牙直接盖髓术（金属预成冠修复）

患者，女，4岁。

主诉

右下后牙有洞伴食物嵌塞不适6月余。

病史

现病史 6个月前家长发现患儿右下后牙有洞，色黑，常嵌塞食物，无自发痛、夜间痛及其他不适，今来我院就诊。

既往史 否认全身系统性疾病史，否认药物过敏史。

家族史 否认家族遗传病史。

检查

口内检查显示84、85邻面、𬌗面龋坏，探痛（+），冷刺激痛（+），叩痛（−）（图9-1）。全口牙位曲面体层片显示：84、85龋损近髓，根分叉及根尖周未见暗影，继承恒牙胚发育至Nolla 2~3期，牙囊骨壁完整（图9-2）。

诊断

84、85深龋。

• 诊断要点

1. 84、85有洞、色黑、无牙髓炎及根尖周炎等临床表现。

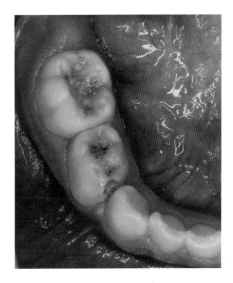

图9-1 术前口内照

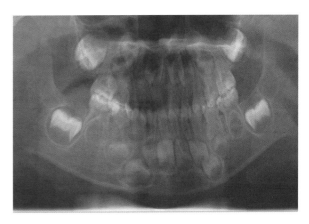

图9-2 全口牙位曲面体层片

2. 全口牙位曲面体层片显示：84、85龋坏近髓，无根尖周暗影。

治疗计划

84、85去龋检查，若近髓或露髓则行盖髓术，因84涉及3个牙面的龋坏，选择金属预成冠修复。

治疗过程

1. 慢速手机＋小毛刷蘸取少量清洁剂清洁牙面，去除软垢及食物残渣，局部麻醉下上橡皮障（图9-3）。

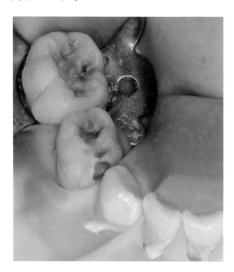

图9-3　清洁牙面，上橡皮障

2. 快速手机＋球钻去除表层龋坏组织，慢速手机＋球钻继续去除近髓龋坏组织和边缘线处的薄壁弱尖，可见85深龋近髓，84深龋露髓，露髓点小于0.5mm（图9-4）。

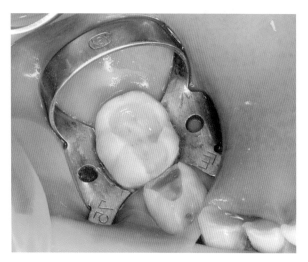

图9-4　去除龋坏组织

3. 84采用iRoot-BP直接盖髓（图9-5），85采用Dycal双糊剂型氢氧化钙间接盖髓。

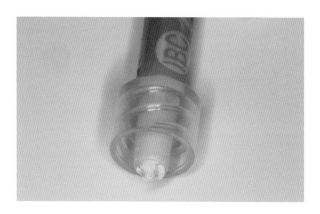

图9-5　iRoot-BP

4. 84富士九玻璃离子垫底及充填，85富士九玻璃离子垫底后常规树脂充填（图9-6）。

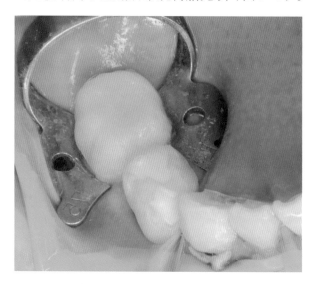

图9-6　充填治疗

5. 拆除橡皮障，为下一步牙体预备做准备（图9-7）。

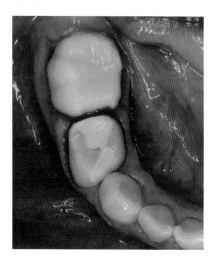

图9-7　拆除橡皮障

6. 84牙体预备：𬌗面可先用金刚砂车针预备出定位沟（深约1mm），柱状金刚砂车针沿定位沟深度均匀磨除多余牙体组织，为后期金属冠修复预留适当间隙，𬌗面与轴面的线角应圆钝；近远中面可选择金刚砂车针打开邻接面即可；颊舌面应磨去近颈1/3的隆突，牙颈部不能出现台阶，以便预成冠就位；邻面与颊、舌面相交线角呈圆钝状（图9-8）。

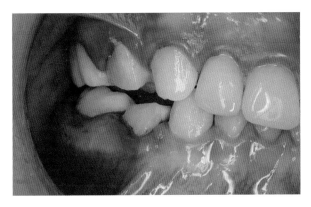

图9-8　牙体预备

7. 试戴：选择合适的金属预成冠后试戴，观察牙颈部是否密合、𬌗面有无咬合高点及其与邻牙的关系等。若颈缘过长，应参照预备后患牙牙冠高度与颈缘形态修剪预成冠，使颈缘达龈下0.5~1mm，用专用钳修整颊舌邻面隆起并缩紧颈缘，使其保持适当的解剖形态（图9-9）。

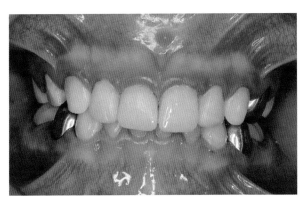

图9-9　试戴金属预成冠

8. 打磨抛光与粘接：用细砂轮打磨、抛光修剪过的冠颈缘，用75%酒精棉球消毒、吹干。患牙隔湿、消毒和干燥，用玻璃离子将修整好

的预成冠粘固于患牙，𬌗面加一棉条，嘱患儿咬紧棉条使牙冠完全就位，排出多余的玻璃离子，并用酒精棉球擦除（图9-10）。

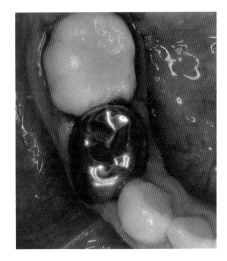

图9-10　金属预成冠粘接

9. 术后即刻全口牙位曲面体层片（图9-11）。

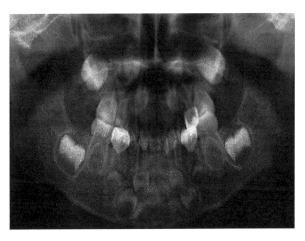

图9-11　术后即刻全口牙位曲面体层片

医　嘱

1. 叮嘱患儿家长注意防止患儿因局部麻醉而咬伤，术后2h后正常饮食，注意口腔卫生。

2. 84试行活髓保存治疗，若出现自发痛、夜间痛和牙龈肿痛等症状则表明保髓失败，应及时复诊改行根管治疗术。

3. 告知家长金属预成冠在乳恒牙替换时可随乳牙一并脱落，不需提前摘除。

4. 定期复查，不适随诊。

病例小结

1. 金属预成冠修复术是指采用富有弹性（厚度为 0.14mm）、具有乳磨牙解剖形态、大小型号不同的金属成品冠修复乳牙牙冠的方法。在患牙试戴时，注意牙龈缘有无发白，咬合时有无早接触高点以及邻接关系是否良好，如有异常应予以修整、调𬌗。

2. 为避免因剩余的玻璃离子粘接剂处理不彻底、有悬突而导致后期牙龈红肿或食物嵌塞等情况，粘固后需用牙线把邻接处玻璃离子清理干净。

（高磊　吴礼安）

病例 10 恒磨牙直接盖髓术

患者，女，8 岁。

主 诉

左下后牙食物嵌塞不适 6 个月。

病 史

现病史 6 个月前家长发现患儿左下后牙有洞，食物嵌塞时感不舒适，未曾治疗；近期出现冷刺激敏感；无自发痛、夜间痛，今来我院就诊。

既往史 否认全身系统性疾病史，否认药物过敏史。

家族史 否认家族遗传病史。

检 查

36 𬌗面龋洞，色棕黑，质软，近髓，有食物嵌塞。36 冷刺激痛（＋），探痛（＋），叩痛（－），正常生理动度，牙龈未见明显异常（图 10-1）。全口牙位曲面体层片示：36 𬌗面见低密度影，近髓，根尖周未见明显异常，牙齿发育 Nolla 9 期（图 10-2，图 10-3）。

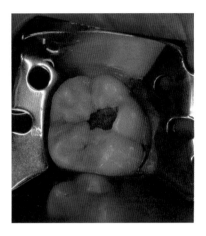

图 10-1　术前口内照

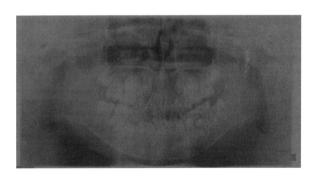

图 10-2　术前全口牙位曲面体层片

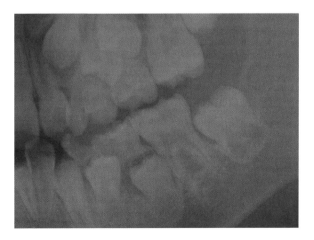

图 10-3　术前全口牙位曲面体层片（局部）

诊　断

36 深龋。

●诊断要点

1. 36 有洞，色、形、质改变，探诊、冷刺激敏感；无自发痛、夜间痛。

2. 影像学检查示 36 龋坏近髓、根尖周未见明显异常。

治疗计划

36 试行盖髓术。

告知家长：36 龋坏近髓，先试行保髓治疗，有保髓失败的风险，若术后出现自发痛、夜间痛等及时复诊行牙髓治疗。

治疗过程

1. 4% 阿替卡因肾上腺素注射液局部浸润麻醉 36，上橡皮障，快速手机敞开龋洞（图10-4）。

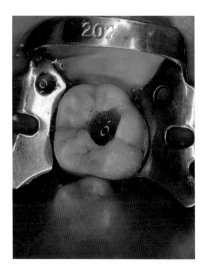

图 10-4　快速手机敞开龋洞

2. 备洞，去净龋坏后，远颊髓角处见针尖大小露髓点，透红，无渗血（图 10-5）。

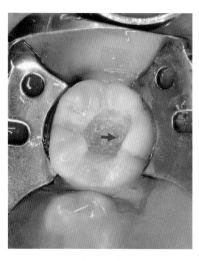

图 10-5　意外露髓点（＜1mm）

3. 用大量生理盐水冲洗，盐水棉球轻压牙髓创面，MTA 直接盖髓，富士九玻璃离子垫底（图 10-6，图 10-7）。

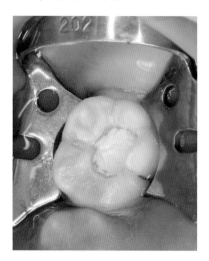

图 10-6　MTA 直接盖髓

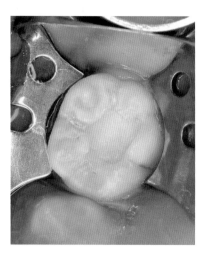

图 10-7　玻璃离子垫底

4. 牙齿比色，涂布自酸蚀粘接剂，采用纳米树脂（A2）分层充填窝洞，光照固化，调𬌗（图10-8）。

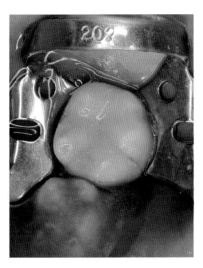

图 10-8　树脂充填、调𬌗

5. 拆除橡皮障，精细调整咬合，修形，序列抛光（图10-9）。

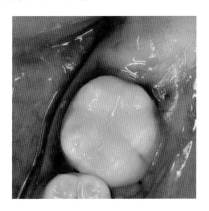

图 10-9　调𬌗、抛光

医　嘱

1. 36区域局部麻醉药消散前勿进食、避免咬伤。

2. 36试行直接盖髓术，术后应避免过冷过热食物刺激，可能出现轻微冷热敏感不适，属于正常反应。若出现自发痛、夜间痛等症状应及时复诊，另行牙髓治疗。

3. 勿食黏性及深色食物，保持口腔卫生，采用巴氏刷牙法饭后清洁牙齿。

4. 每3~6个月定期复查。

病例小结

1. 年轻恒牙直接盖髓术：年轻恒牙牙根发育未完成，根尖孔较大，牙髓组织血运丰富，使其具有较强的防御和修复能力；在准确判断牙髓活力、把握好适应证的情况下（深龋或可复性牙髓炎、意外露髓小于1mm时），可试行直接盖髓术保存全部活髓，有利于牙根的继续生长发育。

2. 对于可能龋源性露髓的患牙，去龋时应依次去除洞壁和洞底的龋坏组织，最后再去除可能露髓的近髓处软龋，为避免去尽龋坏后露髓，可以适当保留近髓处无感染的变色牙本质。若去龋时意外露髓，应避免器械插入穿髓孔损伤牙髓，即刻冲洗窝洞，以达到清创目的，随后用生理盐水棉球轻压牙髓创面止血，在创面未形成血凝块前即刻覆盖盖髓剂。

3. 盖髓剂选择MTA或iRoot BP Plus等生物相容性好的材料，以提高成功率。MTA具有良好的密闭性、生物相容性、诱导成骨性、X线阻射性，以及强碱性和一定的抑菌能力。临床上作为盖髓剂用于直接盖髓术和牙髓切断术，MTA直接盖髓后产生的牙本质桥与正常的牙本质相似，厚且均一，较氢氧化钙效果更佳。MTA还广泛用于髓室底穿孔修补、根管侧穿修补、根尖屏障和根尖倒充填等。

4. 本例患儿临床症状轻微、露髓范围较小，为严密充填冠方、避免微渗漏及补料脱落，采用玻璃离子垫底后常规树脂充填，精确调𬌗后嘱定期复查；若症状较重或露髓范围较大，建议在盖髓后用丁香油氧化锌糊剂暂时充填，观察4~6周，若无症状，再行常规充填。

（武敏科　吴礼安）

患者，女，6岁。

主诉

左上后牙偶有自发性疼痛2d。

病史

现病史　2d前患儿自觉左上后牙偶有自发性疼痛，无夜间痛，今来我院就诊。

既往史　否认全身系统性疾病史，否认药物过敏史。

家族史　否认家族遗传病史。

检查

64近远中邻𬌗面、65近中邻𬌗面龋坏，色黑质软。64探痛（+），冷刺激痛（-），叩痛（-），正常生理动度，牙龈未见明显异常。65探痛（-），冷刺激痛（-），叩痛（-），正常生理动度，牙龈未见明显异常。局部麻醉下去除龋坏可见64露髓，露髓点＞1mm，牙髓腔内血液颜色鲜红，且易于止血。X线显示：64、65龋坏近髓，根尖未见暗影（图11-1，图11-2）。

诊断

1. 64早期轻度牙髓炎（局限于冠髓）。
2. 65深龋。

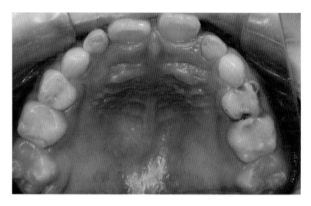

图11-1　术前上颌𬌗面像

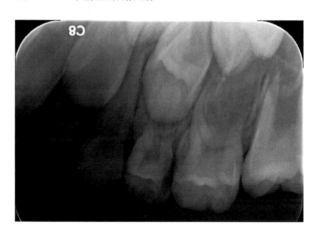

图11-2　术前X线片

●诊断要点

1. 64、65有龋洞，色黑。

2. 64探痛（+），冷刺激痛（-），叩痛（-），正常生理动度，牙龈未见明显异常，患儿自述偶有自发性疼痛；65探痛（-），冷刺激痛（-），叩痛（-），正常生理动度，牙龈未见明显异常。

3. 64去除龋坏后可见露髓点，露髓点＞1mm，牙髓腔血液鲜红，易于止血；65龋坏达牙本质深层。

4. X 线显示：64、65 龋坏近髓，根尖未见暗影。

治疗计划

1.64 试行牙髓切断术并金属预成冠修复。

2.65 行盖髓术并树脂修复。

告知患者：64 试行牙髓切断术，有失败的风险，若术后出现夜间痛、牙龈肿痛等及时复诊行根管治疗术。

治疗过程

1.4% 阿替卡因肾上腺素注射液局部浸润麻醉(图 11-3)，慢速手机 + 清洁毛刷清洁牙面，橡皮障隔离手术区域（图 11-4）。

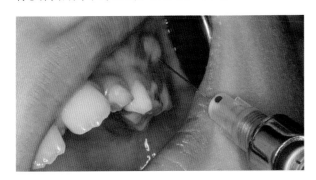

图 11-3　局部浸润麻醉

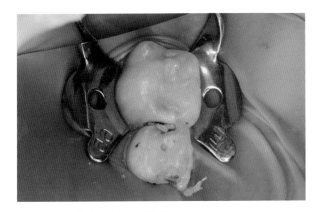

图 11-4　清洁牙面，上橡皮障

2. 快速手机 + 球钻去除龋坏组织。64 可见较大露髓点，牙髓血液颜色鲜红，易于止血（图 11-5，图 11-6）。

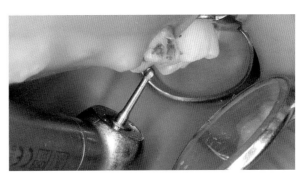

图 11-5　快速手机去龋

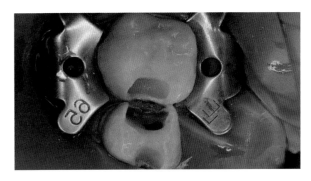

图 11-6　64 可见较大露髓点

3.64 快速手机 + 大球钻揭髓顶，生理盐水冲洗窝洞，慢速手机 + 大球钻沿洞底周边提拉，揭除髓室顶，用大号慢速球钻（锐利挖匙亦可）去除 64 冠髓（图 11-7）。

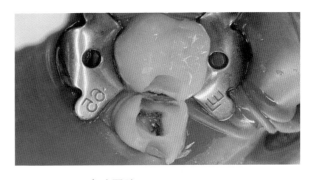

图 11-7　64 去除冠髓

4. 生理盐水冲洗 64 髓室（图 11-8）。

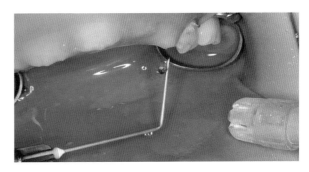

图 11-8　生理盐水冲洗

5. 生理盐水冲洗、清创，再用盐水湿棉球轻压断面止血（图 11-9），观察根管口牙髓出血颜色及止血情况（图 11-10）。

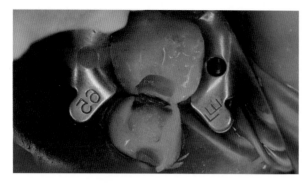

图 11-9　64 切除冠髓，生理盐水湿棉球轻压断面止血

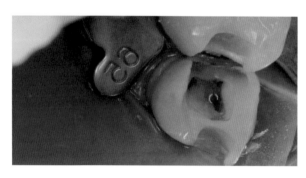

图 11-10　64 断面止血效果良好

6. 牙髓断面止血后，即刻用 iRoot-BP 覆盖于牙髓断面，厚度约 2mm，用盐水棉球轻压使其与根髓创面密贴（图 11-11）。

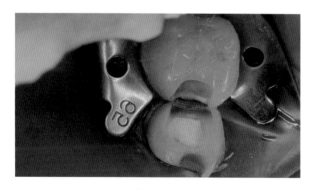

图 11-11　iRoot-BP 直接盖随

7. 盖髓后用玻璃离子水门汀严密充填（图11-12）。

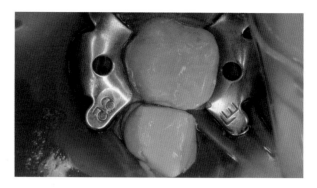

图 11-12　玻璃离子充填

8. 去除橡皮障，快速手机＋火焰钻和金刚砂车针对 64 行牙体组织预备（图 11-13，图 11-14，具体方法参见病例 9）。

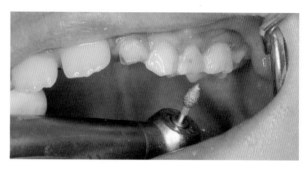

图 11-13　𬌗面预备

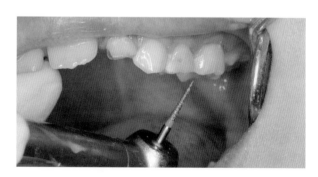

图 11-14　邻面预备

9. 预备完成，为金属预成冠修复提供空间（图 11-15）。

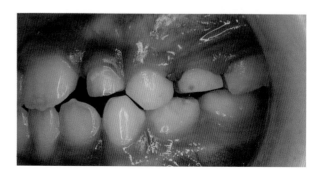

图 11-15　牙体预备完成

10. 金属预成冠试戴与粘接（图 11-16
至图 11-20）。

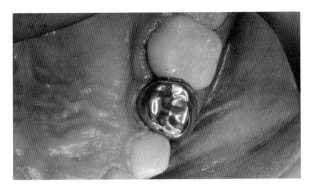

图 11-16　试戴（注意近远中邻接关系）

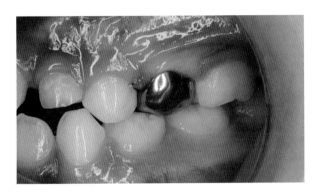

图 11-17　试戴（咬合）

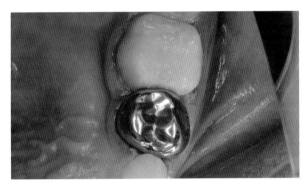

图 11-18　粘接

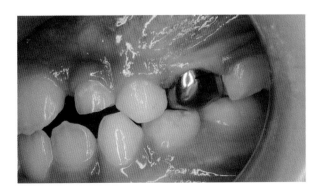

图 11-19　术后口内照

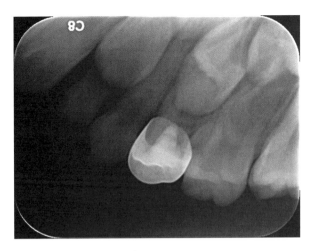

图 11-20　术后 X 线片

医嘱

1. 64 试行牙髓切断术，数日内轻微冷热、咬合酸痛属于正常术后反应，若出现自发痛、夜间痛和牙龈肿痛等症状则表明保髓失败，应及时复诊行根管治疗术。

2. 定期复查，术后 1 个月、3 个月和 6 个月复诊，不适随诊。

病例小结

1. 乳牙牙髓切断术是在局部麻醉下切除或去除冠髓组织，用药物处理并覆盖于牙髓创面以保存根部健康牙髓组织的治疗方法。乳牙牙髓切断术适合乳牙部分冠髓牙髓炎，对于乳牙全部性牙髓炎或牙髓部分坏死或乳牙牙根吸收 1/3 以上者不适用。

2. 乳牙牙髓切断术盖髓剂的选择。

氢氧化钙制剂：①氢氧化钙具有较强的组织和细胞毒性，氢氧化钙强碱性可造成与之接触组织发生凝固性坏死。在与之接触的部位形成凝固坏死层，并在下方形成牙本质桥，使它并不过多影响牙髓组织的修复；②尽管氢氧化钙糊剂的强碱性有杀菌和抑菌作用，但它的防腐抗菌作用是有限的，故在复方制剂中还需增加一些防腐抗菌、促进黏性，便于操作的药物成分，通常是在其中增加碘仿，配制成氢氧化钙碘仿制剂；③不阻射 X 线，不便于治疗后的检查，因它不阻射 X 线，常需增加一些 X 线阻射药物，如碘仿、硫酸钡等，以便于治疗后的检查。

甲醛甲酚合剂：甲醛甲酚与牙髓断面接触区可产生凝固性坏死，坏死层下方的牙髓组织有轻度炎症性反应，其根尖部牙髓仍保持活力，但有的炎症反应可持续存在并能延伸渗入根髓深部。尽管甲醛甲酚切髓术可保持根尖部分的牙髓活力，但近年来认为，甲醛甲酚切髓术应用有其局限性：术后可能发生牙根内吸收或牙根病理性吸收。这可能与手术创伤、甲醛甲酚刺激、边缘性渗漏、剩余根髓感染和炎性变有关。此外，由于甲醛甲酚溶液中的甲醛甲酚渗透性强，易引起根尖周、牙周组织的刺激。甲醛甲酚有半抗原作用，还可能导致根尖周、牙周组织的免疫学反应。为此，目前在乳牙牙髓切断术中，甲醛甲酚已渐渐被其他生物相容性更好的药物取代。

戊二醛：常用浓度为 2%。戊二醛糊剂是氧化锌与 2% 戊二醛液调制而成。与甲醛甲酚相比较，戊二醛具有固定特性更为良好，作用缓慢，刺激性小、毒性低等优点。但它的稳定性差，保存困难，需常常更换溶液，且接触口腔黏膜会导致局部损伤，影响了它在临床上的应用。

MTA：由粉和液体制剂组成，主要成分为硅酸三钙、硅酸二钙、铝酸三钙、铝酸四钙。主要离子成分为钙离子，与牙体组织成分相近。MTA 具有强碱性，调拌后 pH 值为 10.2，与氢氧化钙的 pH 值相近；具有抗菌性，其抗菌性可能也与其较高 pH 值有关；有 X 线阻射性，便于治疗后的检查；有优良的组织相容性及低细胞毒性；缓慢的固化性和优良的边缘封闭性，而且其固化性和封闭性不受潮湿和血液存在的影响。现 MTA 已应用于临床，诱导修复性牙本质的效果优于氢氧化钙，是一种较好的盖髓剂。但同时 MTA 有其局限性，如使用前需将粉剂与蒸馏水混合，难以确保材料的均质性，固化时间长，含三氧化二铋、铁、镁元素易使牙冠变色等。

乳牙牙髓切断术后 3~6 个月复查，有无症状或体征，X 线检查有无病理性骨吸收或牙根吸收，以评估治疗效果。若有牙髓、根尖周炎症表现，需考虑行根管治疗；若出现内吸收或牙根外吸收，则考虑拔除。

（高磊　滕蕊）

患儿，女，3岁。

主 诉

左下后牙咬合痛伴牙龈脓包 5d。

病 史

现病史 5d 前患儿左下后牙出现牙龈脓包及咬合痛，今来我院就诊。

既往史 数月前左下后牙曾于外院治疗，具体治疗不详。否认全身系统性疾病史，否认药物过敏史。

家族史 否认家族遗传病史。

检 查

74 殆面可见充填材料，牙齿颜色发暗，探痛（－），叩痛（＋），Ⅰ度松动，颊侧牙龈瘘管。75 殆面龋坏，探痛（－），叩痛（－），无松动，牙龈未见异常（图 12-1）。

全口牙位曲面体层片显示 74 冠方高密度影像及髓，根分叉及根尖周大面积低密度透射影（图 12-2）。

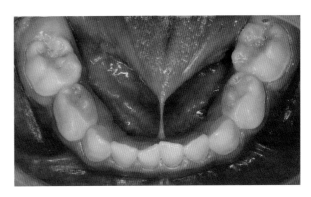

图 12-1 术前口内照

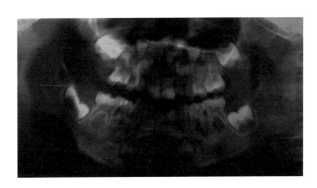

图 12-2 全口牙位曲面体层片

诊 断

1. 74 根尖周炎。

2. 75 中龋。

● **诊断要点**

1. 74 探痛（－），叩痛（＋），Ⅰ度松动，牙龈瘘管。

2. X 线片显示 74 根分叉及根尖周低密度透射影。

治疗计划

1. 74乳牙根管治疗术+金属预成冠修复。

2. 择期及时治疗75。

告知患者：74根尖周炎症尚未累及恒牙牙胚，无牙根吸收，可试行乳牙根管治疗术，并行金属预成冠修复，然而由于炎症范围较大，有治疗失败的风险，若后期再次出现牙齿疼痛、牙龈脓肿、瘘管迁延不愈、牙根异常吸收等，可能需要拔除患牙行间隙保持。患儿家长知情同意。

治疗过程

1. 4%阿替卡因肾上腺素注射液局部浸润麻醉，上橡皮障（图12-3，图12-4）。

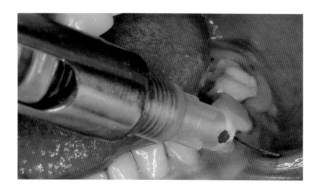

图 12-3　局部浸润麻醉

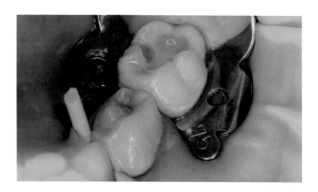

图 12-4　上橡皮障

2. 去除原补料，开髓，揭髓室顶，清理根管（图12-5，图12-6）。

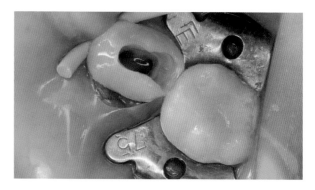

图 12-5　去除原补料，开髓

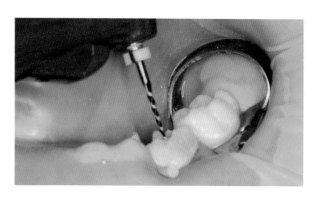

图 12-6　清理根管

3. 3%过氧化氢液及生理盐水交替冲洗，干燥根管（图12-7，图12-8）。

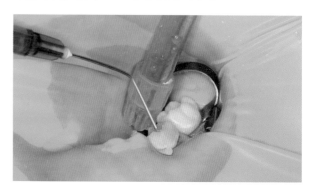

图 12-7　交替冲洗

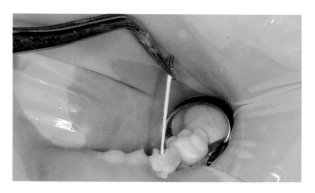

图 12-8　干燥根管

4.Vitapex 糊剂注入根管内，玻璃离子充填（图 12-9，图 12-10）。

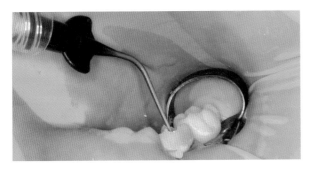

图 12-9　Vitapex 根管充填

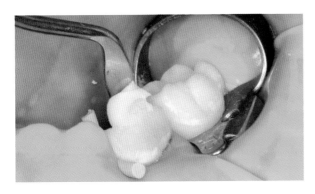

图 12-10　玻璃离子充填

5.牙体预备，试戴金属预成冠（图 12-11，图 12-12）。

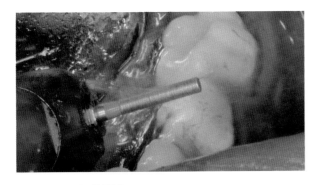

图 12-11　牙体预备

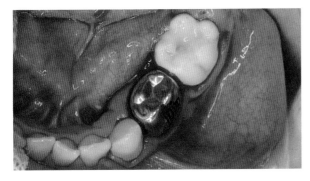

图 12-12　试戴预成冠

6.玻璃离子水门汀粘接预成冠，去除冠边缘多余的粘接材料（图 12-13）。

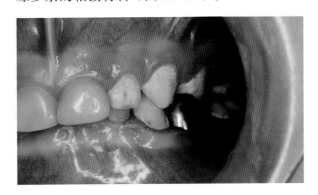

图 12-13　术后口内照

医　　嘱

1.局部麻醉消退后（约 1~2h）方可进食、进水。

2.乳牙根管治疗术 1~2 周内可能出现轻微疼痛、肿胀等不适，一般可自行缓解消退，必要时及时就诊。

3.金属预成冠修复后 1~2d 内牙龈可能出现轻微疼痛，可自行消退。

4.保持良好的口腔卫生。

5.3~6 个月复诊。

病例小结

1.本病例为乳牙的根尖周病，是指根尖周围或根分叉部位的牙骨质、牙周膜和牙槽骨等组织的炎症性疾病，又称根尖周炎。乳牙根尖周炎的特点包括：根尖周炎时可存在部分活髓；易累及根分叉区域；易引起软组织肿胀；易导致牙根吸收；牙槽骨骨质疏松，代谢活跃，对治疗反应较好。

2.本病例中 74 根尖周炎症尚未累及恒牙牙胚，无牙根吸收，适于进行乳牙根管治疗术，然而，有关乳牙根管治疗术的效果一直存在争议。乳牙根管系统的复杂和多变性所致的疗效不确定性；进展性的内吸收、外吸收及根尖周吸收；器械预备、药物和充填材料对正在发育的继承恒牙胚的可能影响等给乳牙根管治疗术的认同带来一定困难，但越来越多的临床研究显示，完善的乳牙根管治疗术预后较好。其适应证为：①牙髓炎症涉及根髓，不宜行牙髓切断术的患牙；②牙髓坏死而应保留的乳牙；③根尖周炎症而具有保留价值的乳牙。但是对于以下情况，不宜进行乳牙根管治疗术：牙冠破坏严重无法修复，髓室底穿孔，根尖及根分叉骨质破坏范围广，炎症累及继承恒牙胚，广泛性根内吸收或外吸收超过根长 1/3，下方有含牙囊肿或滤泡囊肿。

本病例患儿 3 岁，其 74 广泛根尖周炎症很可能影响继承恒牙的牙釉质矿化，因此时的继承恒牙胚正处在基质沉积尚未矿化或开始矿化的阶段。若进行完善的根管治疗，既可以消除根尖周炎症，又可以免除对恒牙胚的发育影响。

3.根管预备时勿将根管器械超出根尖孔，以免将感染物质推出根尖孔或损伤恒牙胚。另外，由于乳牙的根管系统极其复杂，很难通过器械完全、彻底清创，所以临床操作中需要通过化学方法去除根管内感染物质，即根管冲洗和根管消毒。此外，乳牙的根管充填材料应采用可吸收的、不影响乳恒牙替换的糊剂。

4.乳牙金属预成冠修复时一定要选用大小合适的冠，使冠与牙体组织紧密接触，粘接时将粘接材料注入冠内，可以防止冠的脱落与磨损穿孔；冠边缘以达龈下 0.5~1.0mm 为宜，以免损伤牙周组织龈沟中的上皮附着。

（王琪 吴礼安）

患者，男，13 岁。

主诉

右上后牙食物嵌塞不适 8 个月。

病史

现病史 8 个月前家长发现患儿右上后牙咬合面似有浅洞，患儿感偶有食物嵌塞，未曾治疗；近期发现牙洞扩大，有冷热刺激痛、食物嵌塞痛；无自发痛、夜间痛，今来我院就诊。

既往史 否认全身系统性疾病史，否认药物过敏史。

家族史 否认家族遗传病史。

检查

15 殆面龋洞，洞内大量软龋，色棕黑，有食物嵌塞，可探及穿髓孔，探痛（＋），冷刺激痛（＋），去除刺激后仅持续数秒即缓解，叩痛（－），正常生理动度，牙龈未见明显异常（图 13-1）。

X 线片示：15 殆面低密度影，已累及髓角，牙齿发育至 Nolla 8 期（牙根发育约 2/3），根尖未闭合，根尖周未见明显异常（图 13-2）。

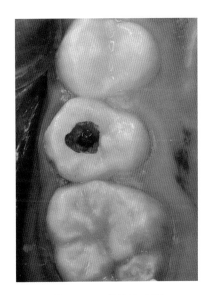

图 13-1 术前口内照

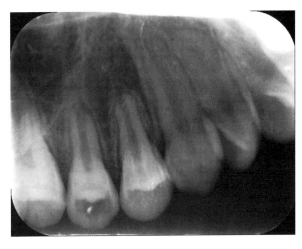

图 13-2 术前 X 线片

诊断

15 可复性牙髓炎。

•诊断要点

1. 15有色、形、质改变，已形成龋洞，无自发痛，冷刺激一过性敏感，去除刺激后症状短暂持续。

2. 临床及影像学检查龋坏及髓，根尖未闭合且根尖周无明显异常。

治疗计划

15试行牙髓切断术。

告知家长：15龋坏及髓，先试行保存部分活髓治疗，有失败的风险，若术后出现自发痛、夜间痛等及时复诊，行牙髓的进一步处理。

治疗过程

1. 4%阿替卡因肾上腺素注射液局部浸润麻醉15，上橡皮障（图13-3）。快速手机敞开龋洞，去净洞壁龋坏及洞底部分软龋（图13-4）。

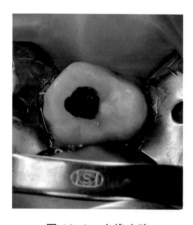

图13-3 上橡皮障

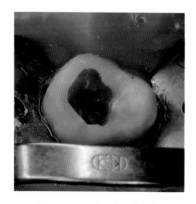

图13-4 去净洞壁龋坏

2. 备洞，去净洞底龋坏后，更换无菌锋利的慢机球钻于穿髓孔处揭髓室顶、切除冠髓（图13-5）；大量生理盐水反复冲洗髓室（图13-6）；并采用生理盐水棉球轻压止血（图13-7，图13-8）。

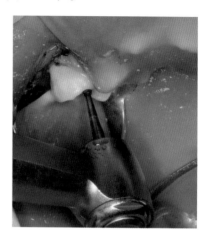

图13-5 切除冠髓

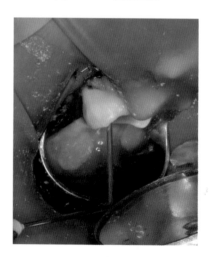

图13-6 生理盐水冲洗

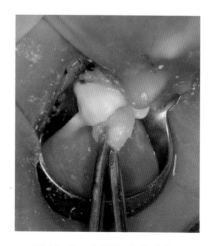

图13-7 生理盐水棉球止血

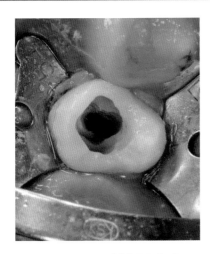

图 13-8　牙髓断面止血后

3. 髓腔保持湿润，将 MTA 覆盖于牙髓断面，厚度约 2mm，用盐水棉球轻压使其与根髓紧密贴合（图 13-9），无渗血后，富士九玻璃离子垫底，充填（图 13-10）。

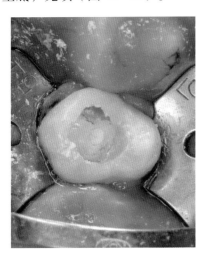

图 13-9　MTA 盖髓

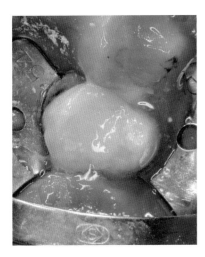

图 13-10　玻璃离子垫底、充填，表面涂布凡士林

4. 拆除橡皮障，修形，调整咬合，表面涂布凡士林。

5. 观察 3 个月后，拍摄 X 线片（图 13-11），无症状与异常，去除上层部分玻璃离子，复合树脂行永久充填修复。

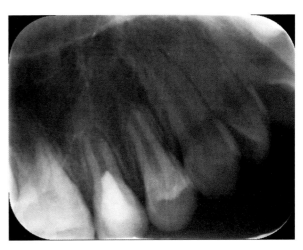

图 13-11　术后 3 个月 X 线片

医　嘱

1. 15 麻药消散前勿进食。

2. 15 试行牙髓切断术（部分活髓保存术），应避免过冷过热食物刺激，术后轻微冷热敏感不适属于正常反应。若出现自发痛、夜间痛等症状应及时复诊进一步行牙髓治疗。

3. 勿食黏性及深色食物，保持口腔卫生，采用巴氏刷牙法饭后清洁牙齿。

4. 每 3~6 个月定期复查。

病例小结

1. 年轻恒牙牙髓切断术。

在局部麻醉下去除部分或全部冠髓，用盖髓剂覆盖牙髓创面以保存根髓正常活力，促进牙根的继续生长发育。由于年轻恒牙根尖孔较大，牙髓血运丰富，有较强的防御和修复能力，年轻恒牙牙髓切断术有较高的成功率。适用于年轻恒牙龋源性、外伤性或机械性露髓，露髓点较大，无明显热刺激痛或自发痛，不宜行直接盖髓者；或局限于部分冠髓的牙髓炎。

2.对于已露髓的患牙，若计划采取牙髓切断术治疗，首先应避免任何器械插入露髓孔；去龋时应先去净洞壁的龋坏组织，轻柔去除洞底的软龋，更换无菌新球钻后，再于露髓孔处开髓并切除感染的冠髓；治疗过程中采用大量生理盐水反复冲洗，勿用气枪吹干，可用盐水棉球轻压止血，若能快速止血、无渗血，即可覆盖盖髓剂。

3.牙髓治疗需要无菌操作，建议在橡皮障下进行治疗；选用生物相容性较好的盖髓剂MTA或iRoot BP，可提高成功率。

4.年轻恒牙牙髓切断术后应进行定期临床和X线检查，首次复查在术后3个月，以后周期为6个月；治疗成功的患牙应无异常的临床和影像学表现。一般术后3个月前后X线检查可观察到牙髓断面处有牙本质桥形成，牙根继续发育。但值得注意的是，根管钙化、内吸收和牙髓坏死是牙髓切断术潜在的并发症，故要求患者在术后2~4年内定期复查。本病例术后3个月复查，根尖并未延长，管壁也未增厚，可能与切髓位置过低及其盖髓剂有关。

5.本病例中15就诊时已露髓，鉴别诊断可复性牙髓炎与不可复性牙髓炎的关键在于前者无自发痛病史，后者一般有自发痛；温度测试时，前者仅一过性敏感，后者的疼痛反应程度重，持续时间较长，有时可出现轻度叩痛。

（武敏科　吴礼安）

患者，女，11 岁。

主　诉

左下后牙疼痛 1 周。

病　史

现病史　1 周前患儿左下后牙曾出现一次自发性夜间痛，疼痛剧烈。第 2 天疼痛缓解，当时未及时就诊。3d 前开始出现进食时咀嚼疼痛，不敢用患侧咀嚼，今前来我院就诊。患者自诉半年前曾将患牙表面一圆锥形突起咬断，后感不适但无明显疼痛，未曾治疗。

既往史　否认全身系统性疾病史，否认药物过敏史。

家族史　否认家族遗传病史。

检　查

口腔卫生可，35 中央窝可见深色洞状缺损，直径约 2~3mm 大小，洞周探及腐质，呈深黄色，质地松软，探痛（–），叩痛（＋），冷刺激痛（–），Ⅰ度松动，牙龈未见明显异常。

X 线片示 35 缺损达髓腔，牙根短，根管粗大，根尖孔呈喇叭口状（Nolla7 期），根尖周约有 1cm 大小的弥漫性低密度影（图 14–1）。

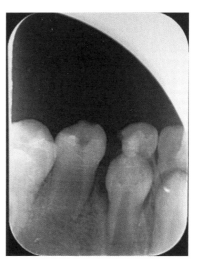

图 14-1　术前 X 线片

诊　断

1. 35 畸形中央尖。

2. 35 慢性根尖周炎。

●诊断要点

1. 畸形中央尖折断，有疼痛病史。

2. X 线片显示 35 根尖未发育完成，呈喇叭口状。根尖周约有 1cm 大小的弥漫性阴影。

治疗计划

35 试行牙髓血运重建术。

告知患者：35 为年轻恒牙，血运重建可诱导牙根继续发育，但需定期复查根尖发育情况，患者同意该治疗方案。

治疗过程

1. 35颊舌侧黏膜处涂布表麻膏，行4%阿替卡因肾上腺素注射液局部浸润麻醉，上橡皮障（图14-2）。

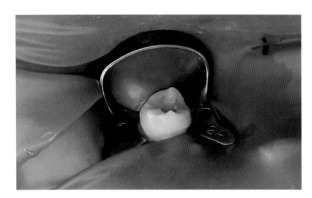

图14-2　上橡皮障

2. 开髓，揭开髓顶及敞开髓角，去除感染牙髓（图14-3）。

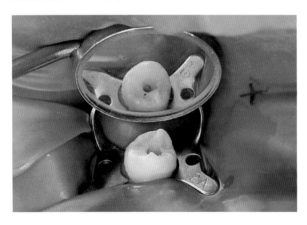

图14-3　开髓

3. 探查根尖部牙髓、根尖周组织情况，0.9%生理盐水和1.5%次氯酸钠交替冲洗（图14-4）。

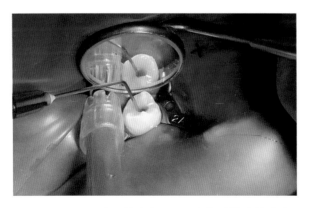

图14-4　0.9%生理盐水和1.5%次氯酸钠交替冲洗

4. 消毒纸捻干燥根管，根管内导入三联抗生素行根管消毒，氧化锌暂封。

5. 待根尖周炎症彻底控制后，用不含肾上腺素的甲哌卡因局部麻醉下，去除暂封物及根管内糊剂，0.9%生理盐水和1.5%次氯酸钠交替冲洗，干燥根管。

6. 用35#K锉刺破根尖周组织，直到根管内血液充盈达到釉牙骨质界，等待血凝块形成（图14-5至图14-8）。

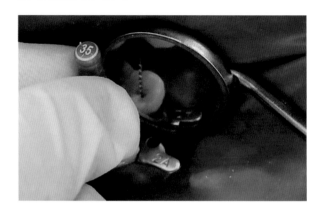

图14-5　用35# K锉刺破根尖周组织

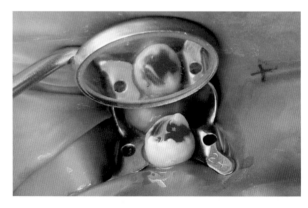

图14-6　根管内充盈血液，等待血凝块形成

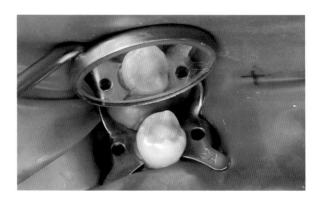

图14-7　放置无菌生理盐水棉球止血

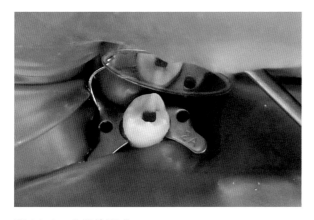

图 14-8　血凝块形成

7. MTA 覆盖血凝块表面，厚度 3~4mm，玻璃离子垫底，树脂充填修复，调殆，拍 X 线片（图 14-9 至图 14-15）。

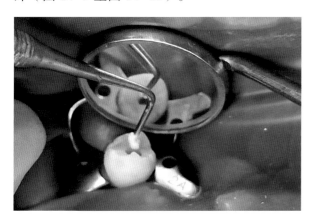

图 14-9　放置 MTA 于血凝块表面

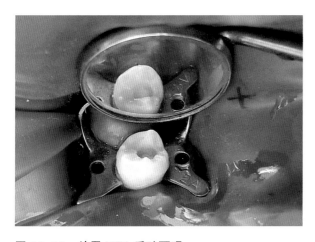

图 14-10　放置 MTA 后殆面观

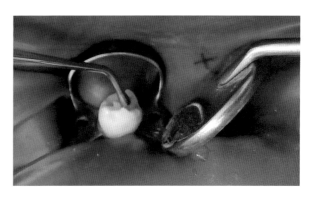

图 14-11　垫底、树脂充填

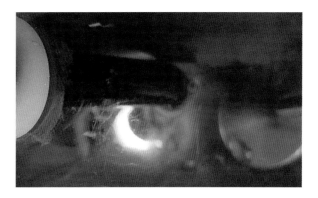

图 14-12　光照固化，调殆

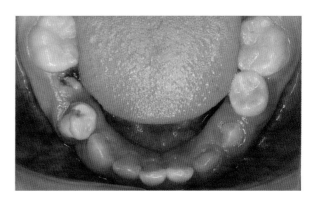

图 14-13　术后即刻殆面观

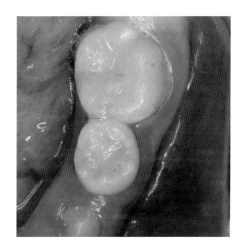

图 14-14　术后即刻殆面观

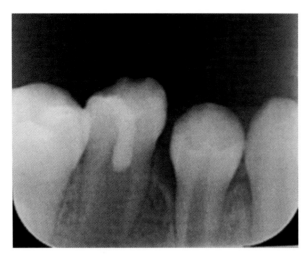

图 14-15　术后即刻 X 线片

医　　嘱

1. 切勿使用左侧后牙咬硬物。
2. 若数月内出现自发痛、夜间痛、牙龈肿痛、牙齿松动等症状，应及时就诊。
3. 麻药消退前勿进食。
4. 每 3~6 个月复查一次，拍摄 X 线片。

病例小结

面对年轻恒牙的牙髓病变，以往常规使用根尖诱导成形术诱导年轻恒牙牙根发育、根尖孔闭合，最后进行根管充填来保存牙齿。术后根尖区只能形成无活力的根尖屏障，无牙髓营养的牙齿抗折能力明显下降。

牙髓血运重建术是在进行充分根管消毒的情况下，刺激根尖周出血至根管内，形成的血凝块可作为再生支架；与此同时，根尖周组织内多种干细胞（包括根尖牙乳头干细胞、牙周膜干细胞、颌骨骨髓间充质干细胞等）会随血液进入根管内，进行增殖和分化，形成新的组织。尽管有研究显示：根管内再生的并非真正的牙髓组织，但动物实验和临床研究均证实该治疗可促进牙根继续发育，促进根管壁增厚，能有效改善患牙预后。

但牙髓血运重建术的预后受多方面因素影响，其中术中彻底的根管消毒以及无菌观念尤为重要。本病例全程采用橡皮障隔湿及各类无菌器械进行操作，有利于提高术后成功率。建议根管消毒后常规拍摄 X 线片，并结合临床检查，评估患牙的状态，如果患牙仍有感染的症状或体征，则应重复根管清理及根管封药，如果患牙没有任何持续感染的症状或体征，则刺破根尖周组织引血。建议操作过程中配合使用显微镜以获取更好的术野，以便观察凝血块的位置，药物放置是否到位等。最后应该将患牙严密封闭，以免引起渗漏影响疗效。

（李景仪　吴礼安）

病例 15　年轻恒牙根尖诱导成形术

患儿，女，13岁。

主诉

左下后牙咬物疼痛1周。

病史

现病史　1周前患儿左下后牙出现咬合痛，今来我院就诊。

既往史　否认全身系统性疾病史，否认药物过敏史。

家族史　否认家族遗传病史。

检查

34、44殆面可见靶样折断痕迹，探痛（-），冷刺激痛（-），叩痛（+），正常生理动度，34颊侧牙龈瘘管；36、37、46、47殆面、颊面龋坏，达牙本质浅层，探痛（±），叩痛（-），正常生理动度（图15-1）。

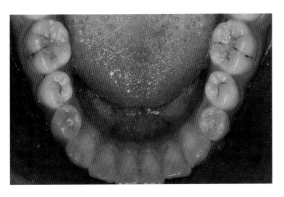

图 15-1　术前下颌殆面像

全口牙位曲面体层片显示34、44发育至Nolla 8期，根尖喇叭口状，根尖周有一圆形透射区，边缘整齐，界限清晰（图15-2）。

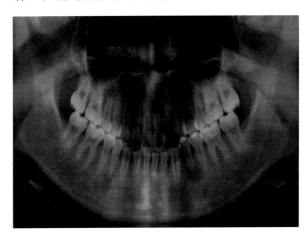

图 15-2　全口牙位曲面体层片

诊断

1. 34、44慢性根尖周炎（根尖周囊肿）。
2. 36、37、46、47中龋。

● 诊断要点

1. 34、44殆面可见靶样折断痕迹，叩痛（+），冷刺激痛（-），无松动。

2. X线片显示34、44根尖周有一圆形透射区，边缘整齐，界限清晰。

3. 36、37、46、47殆面、颊面龋坏，达牙本质浅层，探痛（±），叩痛（-），正常生理动度。

治疗计划

34 行根尖诱导成形术，待牙根发育完成后行根管充填。

择期治疗 44 根尖周炎，36、37、46、47 中龋。

告知患者：根尖诱导成形术治疗周期较长，需要多次就诊，临时修复材料脱落或封闭性不佳会导致根管内再感染，延长治疗时间或导致治疗失败，根管内长期使用氢氧化钙制剂封药会增加患牙根折的风险，患儿家长知情同意。

治疗过程

1. 34 开髓，揭髓室顶，清理根管，3% 过氧化氢液及生理盐水交替冲洗，根管干燥，封抗生素糊剂，氧化锌丁香油暂封。

2. 术后 1 个月复诊，34 暂封材料完整，叩痛（±），X 线片显示 34 根尖周透射影范围较之前无明显改变（图 15-3）。去除封药，根管清理，3% 过氧化氢液及生理盐水交替冲洗，根管干燥，氢氧化钙制剂导入根管内，玻璃离子充填，调𬌗。

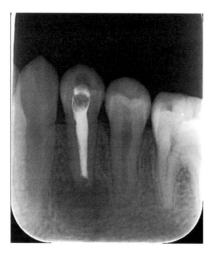

图 15-3　34 根尖诱导成形术后 X 线片

3. 3 个月复诊，34 充填材料完整，叩痛

（-）。34 去除原充填材料，3% 过氧化氢液及生理盐水交替冲洗，根管干燥，将氢氧化钙糊剂导入根管内，玻璃离子充填，调𬌗。X 线片显示 34 根尖透射影范围较之前缩小，根尖未闭合（图 15-4）。

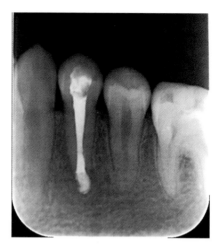

图 15-4　根管内充填氢氧化钙糊剂后 X 线片

4. 术后 6 个月复诊，34 充填材料完整，叩痛（-），X 线片显示：34 根尖囊肿处有骨小梁长入，根管内封药吸收，牙根延长，根尖未闭合（图 15-5）。34 去除原充填材料，3% 过氧化氢液及生理盐水交替冲洗，根管干燥，氢氧化钙糊剂导入根管内，玻璃离子充填，调𬌗。

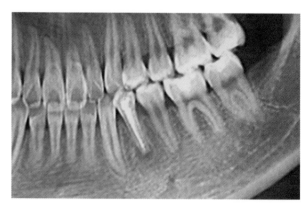

图 15-5　X 线片示 34 根尖囊肿处有骨小梁长入，根管内封药吸收，根尖未闭合

5. 术后 1 年复诊，34 充填材料完整，叩痛（-），X 线片显示 34 根尖孔闭合，去除原充填材料，清理根管，测根长为 16.5mm，根管预备，干燥，热牙胶充填根管（图 15-6），玻

璃离子垫底,自酸蚀,复合树脂充填,调拾,抛光(图 15-7)。

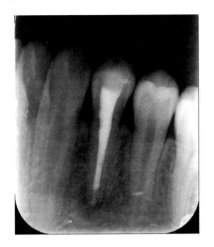

图 15-6 根管充填术后

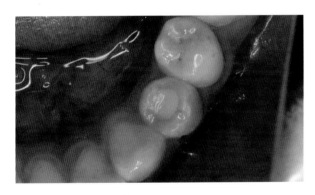

图 15-7 术后口内像

医 嘱

1. 1h 后进食进水。
2. 禁用患牙咬过硬过黏的食物。
3. 采用巴氏刷牙法饭后清洁牙齿。
4. 按时复诊。

病例小结

1. 本病例为前磨牙畸形中央尖折断导致的根尖周炎,畸形中央尖折断或磨损后,髓角或牙本质暴露,感染可通过暴露的髓角或牙本质引起牙髓感染、坏死,严重者导致根尖周炎症。由于折断时多为年轻恒牙,常常影响到患牙牙根继续发育甚至导致牙根发育停止,X 线片表现为患牙牙根短、根管粗、根尖孔敞开或呈喇叭口状。对于前磨牙有牙髓或根尖周病的症状,但牙体没有明显龋坏的患者,应考虑到畸形中央尖折断的可能。

2. 本病例是前磨牙的根尖周炎症,由于牙根未发育完成,开放的根尖无法形成有效的封闭,不能进行常规的根管治疗,治疗时首先应使其根端封闭,即进行根尖诱导成形术使患牙牙根继续发育和根端闭合。

3. 根尖诱导成形术是指,对于牙根未完全形成之前发生牙髓严重病变或根尖周炎症的年轻恒牙,在控制感染的基础上,用药物及手术方法保存根尖部的牙髓或使根尖周组织沉积硬组织,促使牙根继续发育和根尖形成的治疗方法。适应证为:①牙髓炎症已波及根髓,而不能保留或不能全部保留根髓的年轻恒牙;②牙髓坏死或并发根尖周炎症的年轻恒牙。其治疗包括两个阶段,第一阶段,消除感染和尖周病变,诱导牙根继续发育或诱导根尖钙化屏障形成;第二阶段,永久性根管充填和患牙修复。

4. 由于年轻恒牙牙根尚未发育完成,无明显的根尖狭窄处,常用的根管长度测量仪不适用于年轻恒牙,因而,临床上一般以 X 线片根尖末端上方 2mm 处作为止点确定根管工作长度,在行根管预备时,勿使根管器械超出根尖孔。

5. 根管消毒应采用消毒力强、刺激性小的药物,如氢氧化钙制剂、木榴油、樟脑酚、碘仿糊剂或抗生素糊剂等,避免使用刺激性药物。在彻底清除根管内感染物质、消除根尖周围炎症之后,用可诱导根尖成形的药物填入或注入根管内直达根尖,常用的药物为氢氧化钙及其制剂。

6. 抗生素糊剂在根尖诱导成形术中可起到加强根管消毒的作用,可多次更换。在消除根尖周炎症之后,换封氢氧化钙制剂,促使根尖形成或根端闭合。

(王琪 吴礼安)

病例 16 成熟恒牙根管治疗术

患者，男，17 岁。

主 诉

右后牙自发痛 2 周。

病 史

现病史 2 周前患者右后牙开始出现冷热刺激性疼痛，并有间歇性自发痛和夜间痛，近 1d 疼痛加剧，影响夜间入睡，故来我院就诊。

既往史 无牙齿疼痛史，并否认全身系统性疾病史，否认药物过敏史。

家族史 否认家族遗传病史。

检 查

46 远中邻𬌗面龋坏，龋洞深达髓腔，冷刺激痛（++），探痛（+++），叩痛（－），无松动，颊侧牙龈未见明显异常（图 16-1）。X 线检查显示 46 远中邻𬌗面牙体组织缺损性影像，已波及髓室，根尖周组织未见明显异常（图 16-2）。

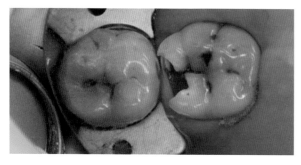

图 16-1 术前口内照

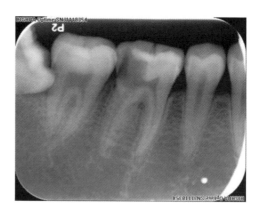

图 16-2 术前 X 线片

诊 断

46 急性牙髓炎。

● 诊断要点

1. 46 可见龋坏，冷热刺激和探诊剧烈疼痛，X 线片示龋坏已至髓室，根尖周组织未见异常。

2. 患者出现间歇性自发痛和剧烈的夜间痛症状。

治疗计划

46 根管治疗术 + 嵌体修复术或纤维桩 + 全冠修复术。

治疗过程

1. 46 STA 局部浸润麻醉，上橡皮障，涡轮机去龋，开髓，制作远中假壁（图 16-3，图 16-4）。

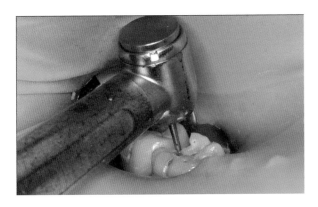

图 16-3　上橡皮障，去龋、开髓

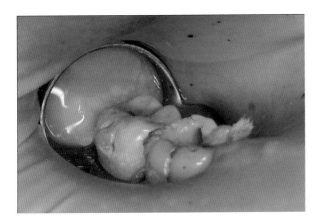

图 16-4　制作远中假壁

2. 显微镜下探查根管口，为四根管牙，使用倒钩髓针拔髓，10#、15# 锉疏通根管，使用根管测长仪测定根管长度：近颊根 21mm、近舌根 21mm、远颊根 21mm、远舌根 21mm。髓腔和根管内放置根管润滑剂，机用镍钛器械清扩根管至 F2（图 16-5，图 16-6）。

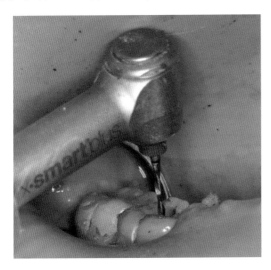

图 16-5　机用镍钛器械清扩根管至 F2

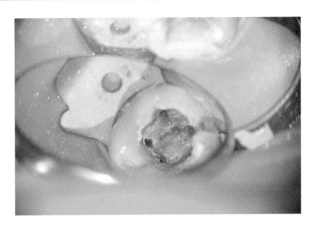

图 16-6　可见四根管口

3. 使用过氧化氢液与生理盐水交替冲洗根管，酸性水超声充分荡洗根管（图 16-7）。

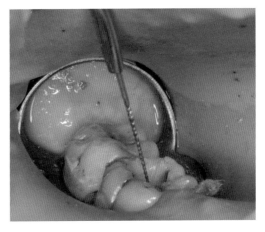

图 16-7　酸性水超声充分荡洗根管

4. 纸捻干燥根管，暂封氢氧化钙糊剂，预约 1 周后复诊（图 16-8 至图 16-10）。

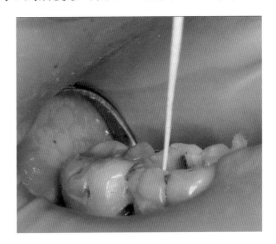

图 16-8　纸捻干燥根管

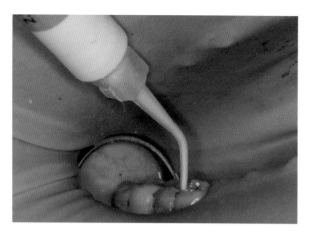

图 16-9 根管内注入氢氧化钙糊剂，消毒根管

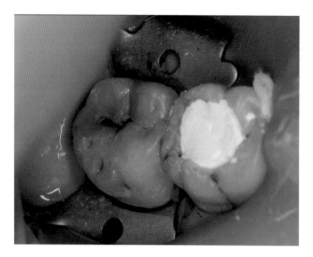

图 16-10 暂封

5.1 周后患牙疼痛消失，检查见暂封完好，冷刺激痛（−），叩痛（−），去除暂封，使用过氧化氢液与生理盐水交替冲洗根管，酸性水超声根管荡洗去除氢氧化钙封药，纸捻干燥根管（图 16-11，图 16-12）。

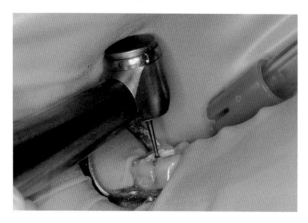

图 16-11 去除暂封

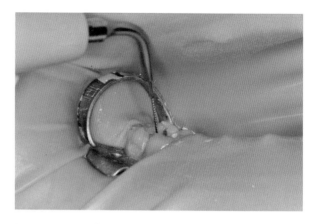

图 16-12 根管荡洗去除氢氧化钙糊剂

6. 按照根管长度进行试尖，并拍摄 X 线片予以确认（图 16-13）。

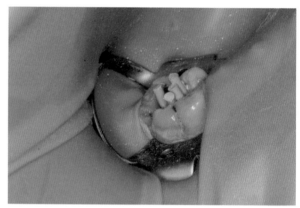

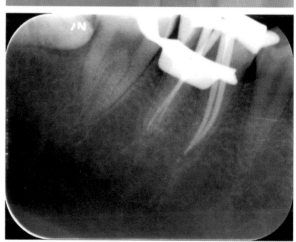

图 16-13 测试牙胶尖

7. 使用根管糊剂加大锥度牙胶尖进行根管充填，热熔牙胶垂直加压充填，再拍 X 线片检查根充效果，确认根充良好后去除假壁，暂封（图 16-14，图 16-15）。

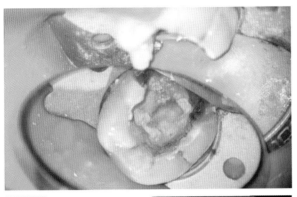

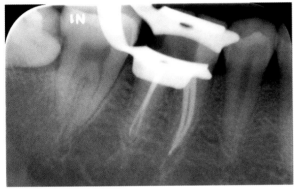

图 16-14　根充后即刻口内照及 X 线片

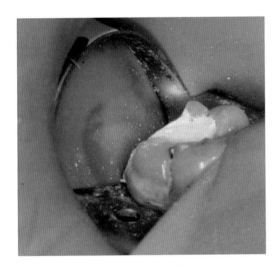

图 16-15　暂封

医　嘱

1. 46 局部麻醉药消散前勿进食。

2. 46 根管治疗术后 1~2 周内出现轻微疼痛或不适属于正常情况，口服抗生素治疗，不适随诊。

3. 1~2 周后 46 无不适，需进行嵌体修复或纤维桩＋全冠修复治疗。

4. 每半年定期复查。

病例小结

1. 急性牙髓炎（包括慢性牙髓炎急性发作）的主要症状是剧烈疼痛，具有典型的临床特点。首先是自发性阵发性痛，在不受任何理化因素刺激的情况下突发剧烈疼痛，疼痛有持续和缓解的过程，因此具有阵发性发作或阵发性加重的特点；其次是夜间痛，患者常常因为牙痛难以入睡，或从睡眠中痛醒；第三，温度刺激会加剧疼痛，在进食冷热食品时可激发疼痛或使已有的疼痛更为加剧，使得患者往往弃用凉水刷牙。而在牙髓炎晚期，还表现为"热痛冷缓解"的特点，热刺激会引发剧痛，相反冷空气或凉水可缓解疼痛，这时患者常常通过含漱冷水来暂时止痛；最后是疼痛不能自行定位，疼痛发作时，患者大多不能明确指出患牙所在，并且疼痛常常放射至患牙同侧的上、下颌牙齿或头、面部。

2. 对于乳牙急性牙髓炎，因常伴有根分叉病变，故乳牙急性牙髓炎常伴有急性根尖周炎症状，加上儿童上下颌骨骨板较薄，极易形成间隙感染，故对于乳牙急性牙髓炎，常采取开髓引流措施，待急性症状消失后行根管治疗术。

3. 对于恒牙急性牙髓炎，由于口腔内菌群复杂，为避免造成二次感染，故在麻醉良好的情况下采用一次性去髓治疗。

4. 由于患牙为远中龋坏造成的远中壁缺失，为避免治疗过程中唾液进入髓腔造成感染，治疗过程中应全程使用橡皮障隔绝唾液，同时建议使用树脂在远中缺失部分制作假壁，避免龈沟液进入。

5. 为更好地寻找根管口，提高治疗精度，推荐使用牙科显微镜进行治疗。

（孙书恺　吴礼安）

病例 17 成熟恒牙嵌体修复术

患者，男，18岁。

主 诉

右下后牙根管治疗术后2周，要求修复。

病 史

现病史 2周前患者于我院行根管治疗术，症状明显改善，今就诊要求修复右下后牙。

既往史 否认全身系统性疾病史，否认药物过敏史。

家族史 否认家族遗传病史。

检 查

46殆面可见暂封材料，冷刺激痛（－），叩痛（－），咬合关系正常，牙龈未见明显异常。X线片示46根充良好，根尖低密度影像较之前低密度影明显缩小（图17-1至图17-3）。

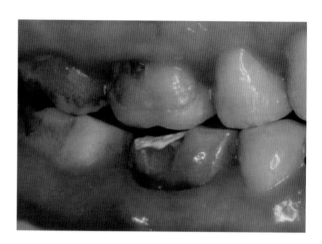

图 17-2 术前咬合照

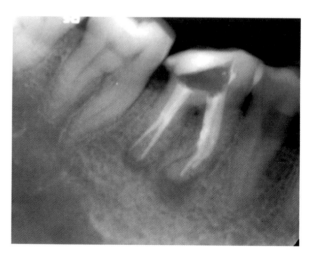

图 17-3 术前 X 线片

诊 断

46牙体缺损（根管治疗术后）。

治疗计划

46牙 CAD/CAM 嵌体修复。

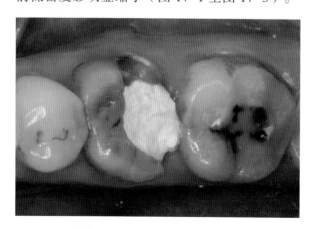

图 17-1 术前口内照

治疗过程

1. 46牙上橡皮障，去除暂封后，流动树脂垫底，进行嵌体预备（图17-4）。

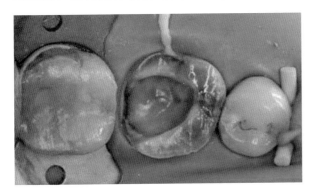

图 17-4　上橡皮障，流动树脂垫底，嵌体预备

2. 口内扫描，CAD/CAM嵌体制作（图17-5）。

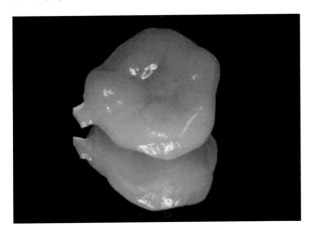

图 17-5　制作完成的嵌体

3. 酸蚀、涂粘接剂处理，粘接（图17-6至图17-8）。

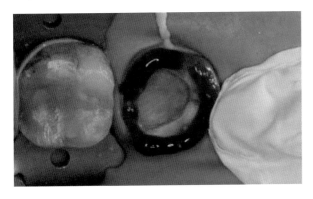

图 17-6　酸蚀

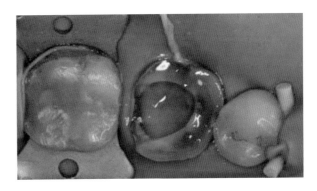

图 17-7　涂布粘接剂

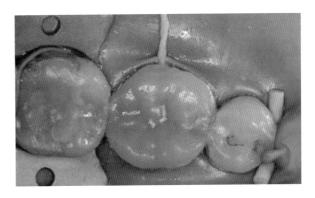

图 17-8　粘接嵌体

4. 调整咬合（图17-9，图17-10）。

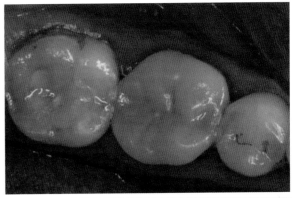

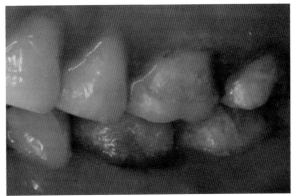

图 17-9　术后即刻口内照

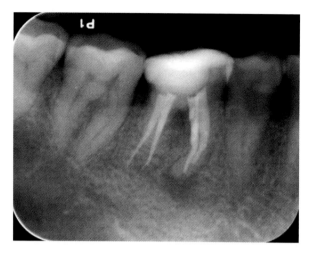

图 17-10　术后 X 线片

医　嘱

1. 避免咬过硬的食物。

2. 注意保持口腔卫生，正确刷牙、饭后漱口，同时要使用牙线。

3. 每年定期复查。

病例小结

1. 嵌体是嵌入牙体内部，以恢复缺损牙体的形态和功能的修复体，它具有磨除牙体组织少等优点，在临床上有广泛的应用。其材料可以是金属、陶瓷或者树脂类。随着粘接水平的

提高及嵌体材料的更新，嵌体的适应证不断扩大，成为口腔牙体缺损后修复的主要发展趋势。计算机辅助设计与制造（CAD/CAM）技术的广泛应用，能更精细化地完成修复体的制作。使用 CAD/CAM 技术制作嵌体不但提高了医生的工作效率，而且减少了患者的就诊次数。

2. 根据牙体预备后的窝洞形态和部位，后牙缺损椅旁 CAD/CAM 修复洞型分为：嵌体、高嵌体、全冠、嵌体冠、超嵌体、𬌗贴面等。本病例中采用的髓超嵌体，就是增加了髓腔固位形态的超嵌体洞型，其通过宏观机械固位和微观粘接固位作用，锚定在后牙牙髓腔内。与传统的全冠相比，髓超嵌体可以使修复体边缘远离牙周膜，其边缘位于牙颈部之上，保留了周围的牙釉质，且牙釉质粘接的优良性能有利于获得修复体的边缘稳定性，能更好地防止微渗漏，提高了粘接效果。

3. 嵌体洞型设计应充分考虑固位、抗力、自洁、咬合、邻牙接触等因素，同时又应尽可能多地保留健康牙体。洞型预备时应避免倒凹，就位道各轴壁之间应彼此平行。对于未经根管治疗的乳牙和年轻恒牙，因髓角位置高易损伤牙髓而不宜行嵌体修复。

（孙书恺　吴礼安）

第三部分

儿童牙周黏膜病 ◀

病例 18 鹅口疮

患者，女，7月龄。

主 诉

双侧颊黏膜发白并影响进食 2d。

病 史

现病史　2d 前患儿家长发现患儿双侧颊黏膜出现白色小斑点，之后融合成斑片状，伴有患儿啼哭、烦躁不安、进食困难，今来我院就诊。

既往史　否认全身系统性疾病史，否认药物过敏史。

家族史　否认家族遗传病史。

检 查

乳牙列形成期，71、81 萌出切缘，黄褐色。口腔卫生一般，右侧颊黏膜呈凝乳状白色斑片状改变，左侧颊黏膜呈凝乳状白色点状改变（图 18-1 至图 18-3）。

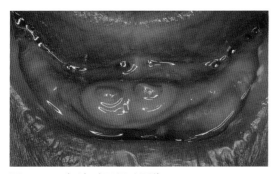

图 18-1　初诊时下颌𬌗面像

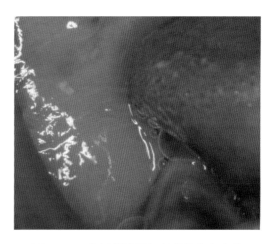

图 18-2　右侧颊黏膜呈凝乳状白色斑片

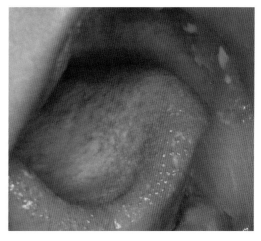

图 18-3　左侧颊黏膜呈凝乳状白色斑点

诊 断

鹅口疮。

●诊断要点

1. 婴幼儿，口腔颊黏膜出现凝乳状白色斑点或斑块。

2. 斑片不易擦去，强行擦去后留下出血创面。

3. 伴有患儿拒食、啼哭。

治疗计划

局部用药：2%~4% 碳酸氢钠（小苏打）溶液擦拭口腔，每 2~3h 1 次，使口腔保持碱性环境，从而抑制白念珠菌生长。

治疗过程

告知患儿家长患儿情况，治疗计划，嘱每日进食后使用纱布蘸取碳酸氢钠溶液擦拭口腔。

医　嘱

1. 按照治疗计划执行，注意保持患儿口腔、母亲乳头及患儿奶嘴卫生。

2. 不适随诊。

病例小结

1. 鹅口疮又称急性假膜型念珠菌口炎、雪口病等，可发生于任何年龄段的人，尤其多发生于新生儿与婴儿，主要病原菌为白念珠菌，是人类最常见的口腔真菌感染。

2. 好发部位为颊、舌黏膜，损害区黏膜充血，开始为散在的白色小斑点，随后斑点融合为凝乳状白色斑片。

3. 患儿烦躁不安、啼哭、进食困难，全身反应较轻。

4. 本病病情轻，易治愈，由于白念珠菌不适宜在碱性环境中生长繁殖，因此治疗主要使用低浓度碳酸氢钠溶液棉球擦洗口腔黏膜，即可达到抑制念珠菌繁殖的作用，从而消除白色斑片的黏膜病变。

5. 注意乳具、食具消毒。母乳喂养者于哺乳前应用上述碳酸氢钠溶液或温开水清洗乳头。

（李思逸　吴礼安）

病例 19 侵袭性牙周炎

患儿，男，10岁。

主诉

全口多颗牙齿松动伴咀嚼无力6个月。

病史

现病史 6个月前患儿自觉全口多颗牙齿松动，咀嚼无力，逐渐加重，无自发痛及夜间痛，今来我院就诊。

既往史 否认全身系统性疾病史，否认药物过敏史。

家族史 否认家族遗传病史。

检查

口腔卫生状况较差，软垢（+），牙石（+++）。31缺失，11、21、32、41、42、36、46松动Ⅲ度，11、21、32、41、42牙龈退缩，牙槽骨吸收，牙根暴露，36、46根分叉暴露（图19-1至图19-3）。全口牙位曲面体层片及CBCT显示：下前牙（31、41、42、43）牙槽骨水平吸收至根尖1/3，上前牙（11、12、21、22）牙槽骨吸收至根中1/3，36、46近远中邻面与根分叉牙槽嵴垂直型骨吸收，呈弧形状，似达根尖（图19-4，图19-5）。

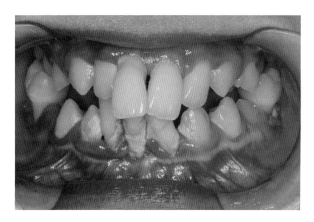

图 19-1 正面殆像

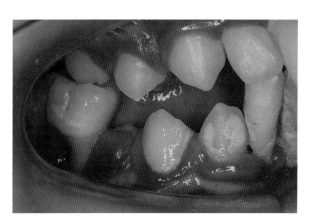

图 19-2 右侧位殆像

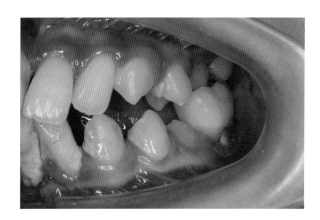

图 19-3 左侧位殆像

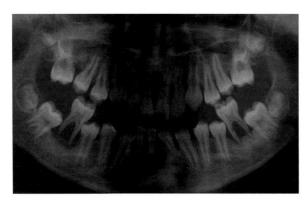

图 19-4　全口牙位曲面体层片

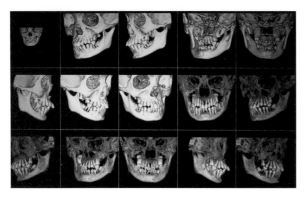

图 19-5　CBCT 示牙槽骨吸收，牙根暴露

诊　断

侵袭性牙周炎。

●诊断要点

1. 患儿上下切牙和第一恒磨牙出现松动，咀嚼无力。

2. 口内情况显示第一磨牙和切牙出现附着丧失，牙根暴露。

3. X 线显示第一磨牙出现典型的"弧形吸收"，切牙区为水平型骨吸收。

治疗计划

牙周综合治疗。

治疗过程

1. 机械洁治清除龈上及龈下菌斑牙石，平

整根面。根面平整后的深牙周袋内放置缓慢释放抗生素制剂，如甲硝唑、氯己定等也有良好的效果。

2. 拔除无法保留的牙齿、病情稳定后修复缺失牙、恢复功能。

3. 术后口服阿莫西林及甲硝唑。

4. 术后 1~3 个月复查。

5. 术后定期维护。

医　嘱

1. 口腔卫生宣教，采用巴氏刷牙法清洁牙齿。

2. 术后定期复查。

病例小结

1. 侵袭性牙周炎曾被称为青少年牙周炎，其发病因素尚不明了，但特定微生物的感染和机体防御能力缺失可能与本病的发生发展有关，主要的致病菌是伴放线放线杆菌（Aa）。它可能是发病初期的主要致病菌。随着炎症加重，使一些严格厌氧菌成为优势菌。因而，本病的优势菌是随着菌斑的生态环境和机体状况的改变而改变的。好发牙位是第一磨牙及切牙，主要表现是第一磨牙和上下切牙的邻面附着丧失，多为左右对称。X 线表现为第一磨牙的邻面有垂直型骨吸收，典型表现为"弧形吸收"；切牙区多为水平型骨吸收。

2. 治疗原则：①施行必不可少的牙周病基础治疗，即施行龈上洁治，龈下刮治，根面平整，调整咬合，消除创伤拾和食物嵌塞等；②抗菌药物的应用；③改善机体状况，增强防御功能等。强调早期、彻底的治疗。在机械清除菌斑、牙石后，应用甲硝唑及阿莫西林等抗菌药物，改变龈下菌斑的组成。牙周炎得到有效控制后，术后长期的维护支持治疗也同样非

常重要。

3. 侵袭性牙周炎的概念源于 1999 年公布的国际牙周病分类体系。2018 年公布的牙周炎国际新分类合并了慢性与侵袭性牙周炎的概念，构建了牙周炎分期分级诊断系统。但侵袭性牙周炎的概念仍在临床中使用。因此，本文中仍依据 1999 年牙周炎的分类方法对本病进行分类。

（李思逸　吴礼安）

病例 20 冠周炎

患儿，男，5 岁 10 个月。

主　诉

右下后牙区疼痛 1 周，右面部肿痛 1d。

病　史

现病史　1 周前患者出现右下后牙区疼痛，影响进食，1d 前右下颌面部肿痛，张口受限，今来我院就诊。

既往史　否认全身系统性疾病史，否认药物过敏史。

家族史　否认家族遗传病史。

检　查

患儿表情痛苦，右下颌面部肿胀，皮温高，轻度张口受限，口腔卫生状况一般，软垢（+），牙石（−）。46 近中颊尖出龈，牙冠大部分被龈瓣覆盖，龈瓣红肿，可探及龈瓣与牙冠之间的盲袋，且食物嵌塞于盲袋之内，袋内溢脓（图 20-1，图 20-2）。85 𬌗面、84 远中邻𬌗面龋坏，达牙本质浅层，叩痛（−），无松动，颊舌侧牙龈未见异常（图 20-3）。

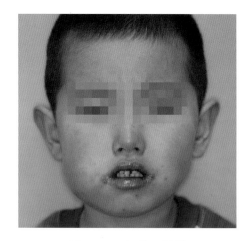

图 20-1　初诊正面照

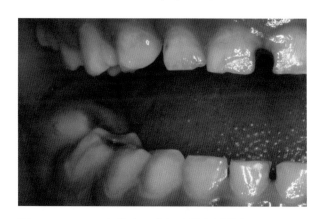

图 20-2　46 正在萌出，大部分被龈瓣覆盖

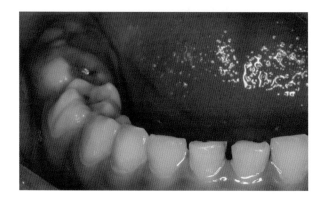

图 20-3　46 未完全萌出，龈瓣红肿，84、85 龋坏

诊　断

1. 46 冠周炎。
2. 85、84 中龋。

●诊断要点

1. 46 未完全萌出，龈瓣红肿，盲袋内有食物嵌塞，溢脓。

2. 右下后牙区患牙未出现急性根尖炎的症状。

治疗计划

冠周冲洗，抬高咬合，龈瓣切除。

告知患者：46 萌出性冠周炎，治疗以局部处理为重点，清除龈袋内食物残渣及脓液；佩戴𬌗垫，抬高咬合，防止咬伤龈瓣。待冠周炎治疗结束后，择期治疗余留龋齿。

治疗过程

1. 生理盐水、3% 过氧化氢溶液交替冲洗龈袋，去除食物残渣及脓液，涂布碘甘油。口头医嘱每日用生理盐水按此方法冲洗盲袋，每日 3 次。

2. 制作上颌𬌗垫（图 20-4），口内试戴。

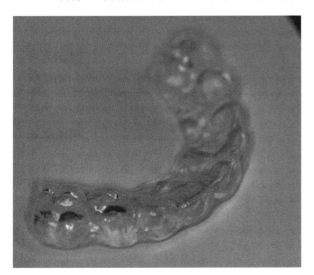

图 20-4　制作上颌𬌗垫，抬高咬合

3. 全身应用抗生素。

4. 2 周复查，面部肿胀消失（图 20-5），局部麻醉下切除龈瓣，消除盲袋（图 20-6）。

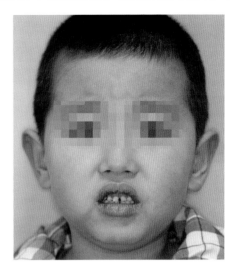

图 20-5　面部肿胀消失

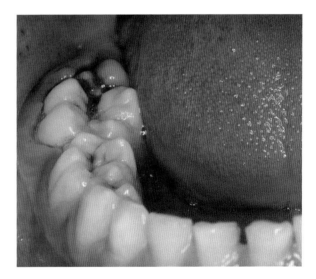

图 20-6　龈瓣切除术后

医　嘱

1. 局部麻醉药消散前勿进食。
2. 口腔卫生宣教，饭后清洁牙齿。
3. 每半年定期行常规口腔检查。

病例小结

1. 萌出性冠周炎指牙齿萌出不全或阻生

时，牙冠周围软组织发生的炎症，以下颌多见。

2. 牙冠部分或全部被龈瓣覆盖，两者间存在较深的盲袋，盲袋内堆积的食物残渣，并且牙菌斑是此龈瓣炎症的始动因子，不仅使龈瓣充血、肿胀、溢脓，常因咀嚼食物造成龈瓣处软组织溃疡，局部自觉胀痛不适，影响进食。若炎症播散侵袭颌面部间隙时，会导致面部肿胀；也可能因炎症累及咀嚼肌，出现张口受限。

3. 治疗主要以局部处理为重点，根据有无全身反应，合理选择全身抗菌治疗。急性炎症消退后，在局部麻醉下切除龈瓣，消除盲袋，以防止复发，并促进牙齿萌出。

（李思逸　吴礼安）

病例 21　遗传性牙龈纤维瘤

患儿，男，4岁。

主诉

全口牙龈肿大，影响咀嚼1年。

病史

现病史　1年前患儿家长发现患儿全口牙龈增生肥大，逐渐覆盖牙面，患者自觉影响咀嚼，故来我院就诊。

既往史　否认全身系统性疾病史，否认药物过敏史。

家族史　患儿父亲有类似临床表现，其他家族成员情况不详。

检查

口腔卫生一般，软垢（+），牙石（-）。全口牙龈增生肥大，累及龈缘、龈乳头、附着龈。增生牙龈覆盖部分或全部牙冠。增生牙龈颜色粉红，质韧，表面光滑，探不易出血（图21-1至图21-3）。

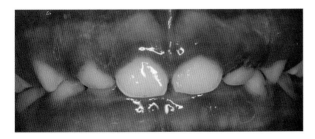

图 21-1　患儿口内正面𬌗像

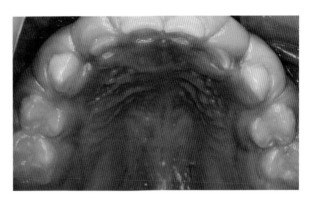

图 21-2　患儿上颌𬌗面像

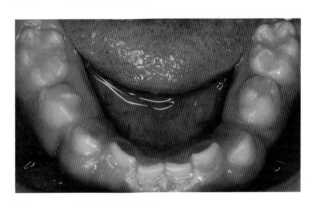

图 21-3　患儿下颌𬌗面像

全口牙位曲面体层片显示：患儿颌骨未见异常，61牙根方可见一埋藏多生牙（图21-4）。

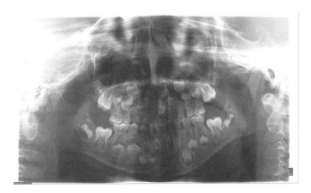

图 21-4　全口牙位曲面体层片

其母口内无明显异常（图21-5）。

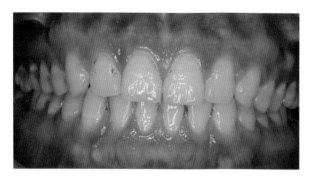

图21-5　患儿母亲口内正面殆像

其父口内牙龈增生，覆盖牙冠，色粉红，质韧，表面呈小结节状，不易出血（图21-6至图21-8）。

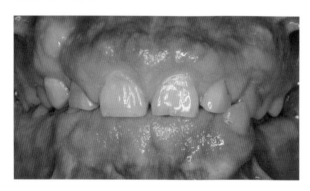

图21-6　患儿父亲口内正面殆像

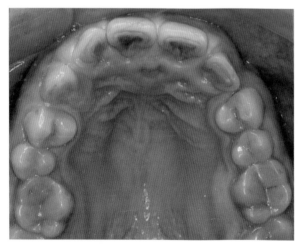

图21-7　患儿父亲上颌殆面像

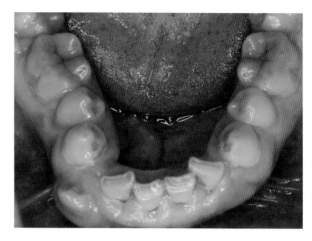

图21-8　患儿父亲下颌殆面像

诊　断

遗传性牙龈纤维瘤。

●诊断要点

1. 有家族史。

2. 牙龈逐渐增生，可累及全口龈缘、龈乳头、附着龈。

3. 增生的牙龈颜色正常，组织坚韧，表面光滑或小结节状，不易出血。

治疗计划

观察，暂不处理，定期复查。

告知患者：该病病因不明，可能为常染色体显性或隐性遗传疾病，本病例直系父辈的全口牙龈出现相似的增生异常，很可能为本病的显性遗传。

部分患者在青春期后可缓解，未缓解者可行牙龈成形术治疗，定期复查。

医　嘱

1. 注意口腔卫生。

2. 每年定期复查。

病例小结

1. 遗传性牙龈纤维瘤：又称家族性或特发性牙龈纤维瘤病，是牙龈组织的弥漫性纤维结缔组织增生，较为罕见。

2. 本病最早可在乳牙萌出后发生，牙龈逐渐广泛增生，可累及全口龈缘、龈乳头、附着龈。恒牙以上颌磨牙腭侧最严重，增生的牙龈可覆盖部分或全部牙冠，严重时可能妨碍咀嚼。增生的牙龈颜色正常，组织坚韧，表面光滑或呈小结节状，不易出血。

3. 本病的治疗以牙龈成形术为主，术后易复发。部分患者在青春期后可缓解，如未缓解可在青春期后行牙周手术治疗。

（李思逸　吴礼安）

患儿，女，4岁。

主 诉

口内多个水疱，疼痛不适，影响进食1周。

病 史

现病史 患儿家长代诉1周前患儿无明显诱因出现口内疱疹，伴发热。3d前水疱破裂，形成溃疡，患儿进食不适，今来我院就诊。

既往史 否认全身系统性疾病史，否认药物过敏史。

家族史 否认家族遗传病史。

检 查

体温37.8℃，精神可。口腔卫生状况一般，软垢（+），牙石（-）。口腔黏膜充血水肿，颊黏膜、上前牙唇侧黏膜、舌背黏膜可见多个小溃疡，溃疡表面覆盖黄白色假膜，触之疼痛（图22-1至图22-3）。血液检查结果示：淋巴细胞比例升高（图22-4）。

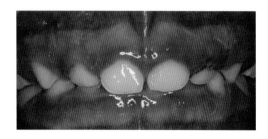

图 22-1 上前牙唇侧溃疡

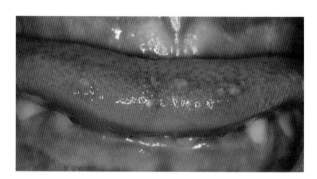

图 22-2 舌背黏膜溃疡

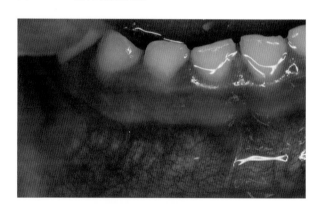

图 22-3 颊侧黏膜溃疡

图 22-4 血液检查结果

诊 断

疱疹性龈口炎。

● **诊断要点**

1.急性发作，伴发热，全身症状较重。

2.口腔黏膜弥漫性充血水肿，在此基础上水疱破裂形成溃疡。

3.损害遍及口腔黏膜各处。

4.血液检查结果提示病毒感染。

治疗计划

保证患儿充分休息，并给予有营养价值且易消化的饮食。全身抗病毒治疗，建议使用阿昔洛韦抗病毒治疗。

局部注意加强口腔卫生。

治疗过程

1.开具门诊处方，可口服核苷类抗病毒药物阿昔洛韦控制感染。

2.开具 0.1% 氯己定漱口溶液局部擦洗，并局部涂阿昔洛韦软膏。

医　　嘱

1.避免接触其他儿童及婴幼儿。

2.增强患儿抵抗力。

3.注意维持口腔卫生，饭后清洁口腔。

4.不适随诊。

病例小结

1.疱疹性龈口炎是由 Ⅰ 型单纯疱疹病毒引起的口腔黏膜、口周与颜面部皮肤的一种急性感染性炎症,6岁以下儿童多见,主要通过飞沫、唾液、疱疹液传播。临床上以出现簇集性小水疱为特征，水疱破裂后形成溃疡，全身症状较明显，通常伴有发热、头痛、咽喉肿痛等急性症状，患儿拒食、吞咽困难。临床症状一般在 7~14d 逐渐消失。溃疡愈合，不留瘢痕。

2.其治疗主要使用核苷类抗病毒药物，如阿昔洛韦、利巴韦林。局部治疗主要为使用西瓜霜控制疼痛、氯己定含漱液消毒杀菌。另外，对进食困难者可静脉滴注维生素 B、C，对症支持治疗。

3.在患者发病期间，应避免疱疹液传播，减少接触其他儿童。

（李思逸　吴礼安）

第四部分

儿童牙齿发育异常 ◀

病例 23 牙釉质发育不全

患者，女，7岁。

主　诉

口内多颗牙齿表面缺损2年。

病　史

现病史　2年前患者自换牙开始，萌出的多颗牙齿表面缺损，今来我院就诊。

既往史　否认全身系统性疾病史，否认药物过敏史。

家族史　否认家族遗传病史。

检　查

混合牙列，口腔卫生欠佳，牙面软垢附着。11、21牙面有白垩色斑片，切端牙釉质缺损，探痛（±）、冷刺激痛（±），叩痛（－），正常生理动度，牙龈未见明显异常。31、32、41、42切端部分牙釉质缺损，牙面呈浅黄褐色，探痛（±）、冷刺激痛（±），叩痛（－），正常生理动度，牙龈未见明显异常。36、46部分萌出，牙冠浅黄褐色，牙尖牙釉质缺损，探痛（±）、冷刺激痛（±），叩痛（－），正常生理动度，牙龈未见明显异常。53~55，63~65，73~75，83~85牙冠呈浅黄褐色，牙釉质出现窝状、片状缺损，仅存留部分健康牙釉质（图23-1至图23-3）。

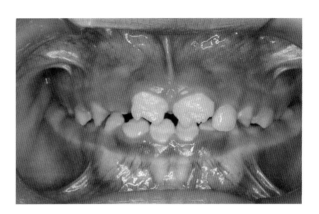

图23-1　口内正面殆像

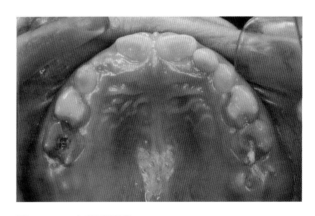

图23-2　上颌殆面像

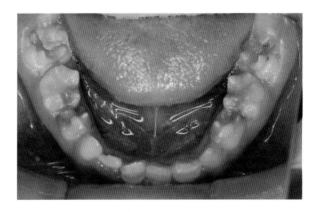

图23-3　下颌殆面像

诊　　断

牙釉质发育不全（乳磨牙、萌出的恒切牙及第一磨牙）。

● 诊断要点

牙齿颜色异常，呈浅黄褐色，大部分牙冠牙釉质缺损。

治疗计划

1. 口腔卫生宣教。

2. 局部涂氟降低牙髓敏感性。

3. 缺损较大乳磨牙行牙体牙髓治疗后全冠修复。

治疗过程

全口涂氟，详见病例2。

医　　嘱

1. 注意口腔卫生，定期涂氟防龋。

2. 避免食用坚硬食物。

3. 定期复查，必要时行充填或预成冠修复。

病例小结

牙釉质发育不全是牙釉质在发育过程中，受到某些全身性或局部性因素的影响而出现的牙釉质结构异常，根据病因可分为遗传性牙釉质发育不全和外源性牙釉质发育不全。根据其临床表现则可分为4型：Ⅰ型为牙釉质发育不良型；Ⅱ型为牙釉质矿化不良型；Ⅲ型为牙釉质成熟不全型；Ⅳ型为牙釉质发育不全/成熟

不全伴牛牙样牙型。根据临床表现，本病例应为Ⅱ型。

外源性牙釉质发育不全是在牙齿发育过程中，周围环境的变化影响成釉细胞的功能而造成牙釉质缺陷，可分为全身因素和局部因素。全身因素有营养不良（维生素及钙磷缺乏）、高热疾病及内分泌紊乱；局部因素为乳牙局部感染或外伤，最常见的为特纳牙。

牙釉质发育不全的临床表现主要为牙齿的变色和牙釉质缺损，本病例乳恒牙均已累及。

（1）牙变色：变色的牙釉质为点状、斑片状的白色或黄褐色。

（2）牙釉质缺损：牙釉质出现实质性缺损，可表现为点状缺陷，或形成贯穿牙冠的水平线。若缺损较大，可无牙釉质形成，严重时牙冠形态改变或缩小。

牙釉质发育不全的治疗原则如下：

（1）牙釉质着色而无实质缺损的患牙可不处理，或使用牙齿漂白剂，去除牙齿着色。

（2）对于着色深、牙齿缺损较大的患牙，即早行充填治疗，或使用瓷贴面及烤瓷冠、金属全冠，达到良好的美学效果，同时稳定𬌗关系。

（3）刚萌出的敏感患牙，可局部涂氟降低牙髓敏感。

（4）注重对牙釉质发育不全的预防，加强母婴的健康保健，对可能导致牙釉质发育不全的全身疾病和乳牙龋病进行积极的治疗。对牙釉质发育不全的牙齿应注意早期防龋，可局部涂氟预防龋病发生。

（房瑞贞　吴礼安）

病例 24 融合牙

患者，女，6岁。

主诉

发现下颌牙齿数目异常数日。

病史

现病史 数日前患儿在幼儿园口腔检查时，被告知下颌牙齿数目异常，今就诊于我科。

既往史 否认全身系统性疾病史，否认药物过敏史。

家族史 否认家族遗传病史。

检查

71、81 Ⅰ度松动，31、41舌侧萌出，72、73融合、82、83融合，84远中𬌗面龋坏达牙本质深层，余未见明显异常（图24-1）。X线片示：72、73牙本质融合、82、83牙本质融合，32、42牙胚先天缺失，上前牙区埋伏倒置多生牙1枚（图24-2）。

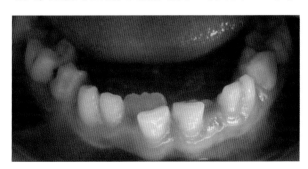

图24-1 下颌𬌗面像

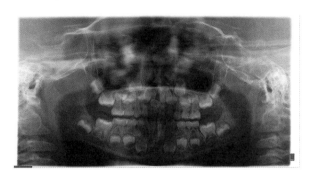

图24-2 全口牙位曲面体层片

诊断

1. 72、73融合牙。
2. 82、83融合牙。
3. 32、42先天缺失。
4. 71、81乳牙滞留。
5. 上前牙区多生牙1枚（埋伏）。
6. 84深龋。

●诊断要点

1. 牙列中牙齿数目异常。
2. 融合牙牙齿体积大，但近远中径小于非融合的两颗牙牙齿近远中径之和，有融合线。
3. 乳牙融合牙常伴有其中一颗继承恒牙的先天缺失。
4. 31、41位于71、81舌侧萌出。
5. X线片显示上颌前牙区多生牙1枚。

治疗计划

1. 72、73融合牙，82、83融合牙观察，建议进行窝沟封闭或预防性充填。

2. 71、81拔除，观察继承恒牙萌出情况，必要时早期矫治。

3. 择期拔除上颌多生牙。

4. 择期治疗84。

5. 告知患者：融合牙并发继承恒牙先天缺失，定期复查，若已达到继承恒牙萌出时间，但融合牙仍滞留，可考虑拔除。

病例小结

1. 融合牙由两个正常牙胚的牙釉质或牙本质融合在一起而成，极少数情况可出现两个以上牙胚融合。除牙齿发育受压力因素影响外，还有遗传倾向。根据融合时间的早晚，可以形成冠根完全融合、冠部融合而根部分离或冠部分离而根部融合，临床上多见冠部融合。通常情况下，两颗融合的牙齿有独立的髓腔和根管，少数情况下根管也可以是一个。

乳、恒牙均可以出现融合，乳牙列的融合牙相对恒牙列多见。乳牙列多见下颌乳中切牙和乳侧切牙，或乳侧切牙和乳尖牙融合。恒牙列多为额外牙和正常牙融合，也见有恒侧切牙和恒尖牙融合。乳牙的融合牙常并发其中一颗继承恒牙先天缺失，临床应注意检查。

有且仅有一颗外形异常的乳中切牙或恒中切牙可能是融合牙的表现，也可能是综合征的表现。如 *SHH* 基因突变导致的单颗正中上颌中切牙综合征，应注意检查全身有无其他异常。

2. 融合牙对牙列影响不大时，可不予处理。融合线处可通过窝沟封闭预防龋齿，也可做预防性充填。替牙前后应拍摄 X 线片检查有无恒牙先天缺失，及时进行间隙管理。发生在乳前牙区的融合牙，可能影响继承恒牙萌出，应定期观察。参考 X 线片，已达到继承恒牙萌出时间，但融合牙仍滞留者，可考虑拔除。由于融合牙的近远中径小于非融合的两颗牙齿近远中径之和，因而对牙弓周长和牙齿排列会造成影响，所以待乳、恒牙替换时，应予以观察并做好预防性矫治。

（张彩娣　周子凌）

病例 25　区域性牙发育不良

患者，女，9岁。

主 诉

左侧上颌牙齿未萌出3年。

病 史

现病史　3年前家长发现患儿右侧上颌牙齿开始逐渐替换，但左侧上颌牙齿脱落后始终未萌出，今来我院就诊。

既往史　否认全身系统性疾病史，否认药物过敏史。

家族史　否认家族遗传病史。

检 查

患儿面相正常。口内检查显示：11已萌出，但牙齿形态异常。21-26均未萌出，左侧上颌区域牙槽嵴丰满，唇侧黏膜隆起被纤维样组织覆盖，口内其余牙齿发育正常（图25-1至图25-6）。患者自带全口牙位曲面体层片（约3个月前于外院拍摄）示：11、21~26发育异常，牙釉质和牙本质较薄，牙冠显示为一模糊轮廓。21、22和23牙胚几乎未发育，未见完整的牙齿影像（图25-7）。

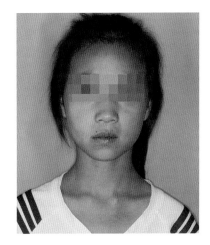

图 25-1　患儿面相

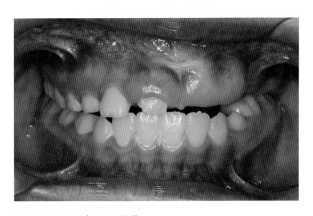

图 25-2　口内正面𬌗像

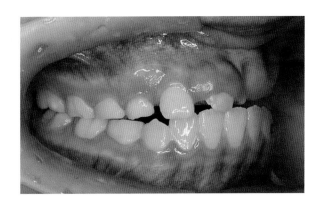

图 25-3　口内右侧位𬌗像

89

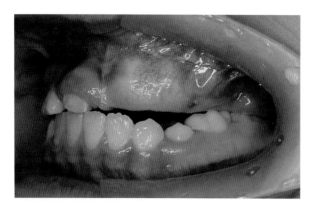

图 25-4　口内左侧位𬌗像

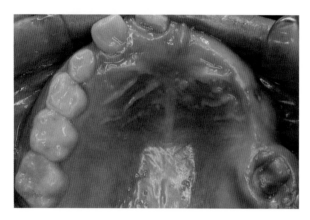

图 25-5　上颌𬌗面像

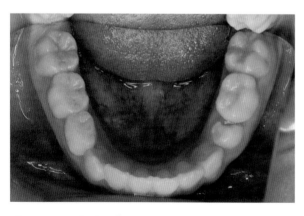

图 25-6　下颌𬌗面像

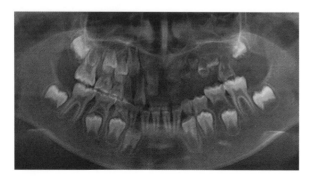

图 25-7　全口牙位曲面体层片

诊　　断

区域性牙发育不良（鬼影牙）。

●诊断要点

区域性牙发育不良主要从临床和影像学表现两方面进行诊断。

1. 临床表现：①牙齿形态异常，牙表面坑洼状、无光泽；②病变累及的牙齿颜色异常、钙化程度低、质地松软；③牙齿迟萌或缺失；④常伴有病变区牙龈黏膜增厚等。

2. 影像学表现：病变累及的牙齿影像模糊似阴影，牙釉质、牙本质较薄且二者密度对比不明显。

治疗计划

观察牙胚发育情况，必要时拔除患牙后行可摘式间隙保持器修复，成年后行永久修复，定期复查。

病例小结

1. 区域性牙发育不良是一种比较罕见的口腔疾病，被认为是一种非遗传性牙发育异常，可以发生于乳牙列或恒牙列，常见于上颌。该病的发病机制目前尚不明确，有学者提出可能与局部损伤、感染、代谢、营养紊乱和维生素缺乏有关。

2. 区域性牙发育不良在治疗方案上尚未达成共识：有学者选择确诊后即刻拔除病患牙胚；有的主张待颌骨发育完成后再将患牙拔除。本病例中，考虑该患者的年龄及患牙发育情况，我们选择暂时保留患牙牙胚，定期观察牙胚发育情况，待患儿颌骨发育完全后，必要时拔除患牙，再行永久修复。

（高磊　吴礼安）

病例 26 锁骨颅骨发育不全综合征

患儿，男，12岁。

主 诉

乳牙不脱落，影响咀嚼6年。

病 史

现病史 患儿乳牙自6岁起一直未脱落，影响咀嚼功能，今来我院就诊。

既往史 否认全身系统性疾病史，否认药物过敏史。

家族史 其母有类似临床表现与病史。

检 查

混合牙列，31、41正常萌出，81未脱落，其余乳牙均未替换。54、64残根，余牙未见异常。磨牙及尖牙均为安氏Ⅲ类关系（图26-1至图26-4）。体格检查：特殊面容，眶距过宽，扁平鼻，前囟门未闭合约3cm×3cm，冠状缝及矢状缝未闭合，身高135cm，右侧锁骨发育异常（图26-5）。CBCT显示：上颌6枚多生牙，下颌8枚多生牙。X线片示：前囟门未闭合，右侧锁骨发育异常（图26-6）。

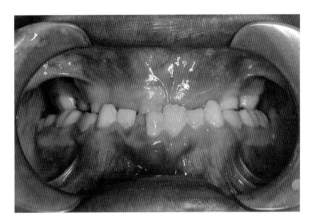

图26-1 术前口内正面𬌗像

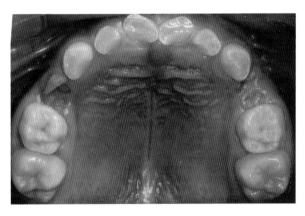

图26-2 上颌𬌗面像

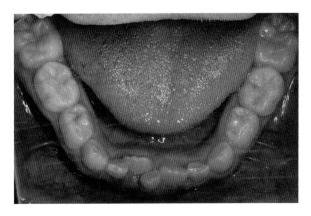

图26-3 下颌𬌗面像

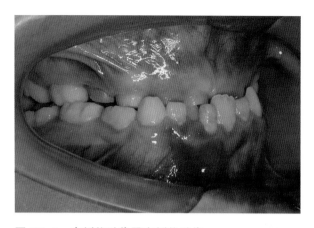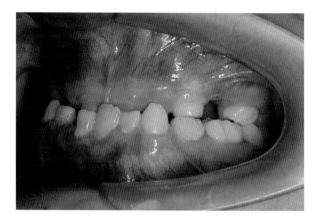

图 26-4 右侧位殆像及左侧位殆像

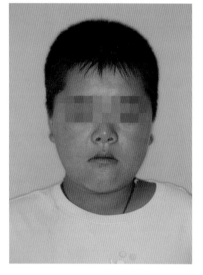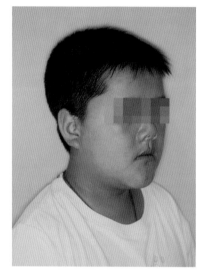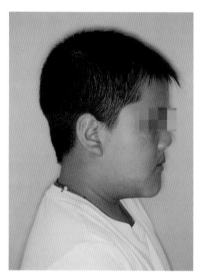

图 26-5 面相

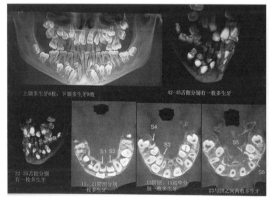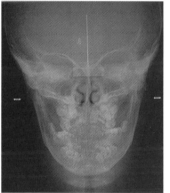

图 26-6 影像学检查

诊 断

锁骨颅骨发育不全综合征。

●诊断要点

1. 乳牙滞留，恒牙迟萌。

2. 上下颌多颗多生牙。

3. 颅骨及锁骨 X 线表现。

治疗计划

拔除滞留乳牙，迟萌恒牙开窗牵引。

治疗过程

1.局部麻醉下拔除滞留的乳牙及残根（图26-7）。

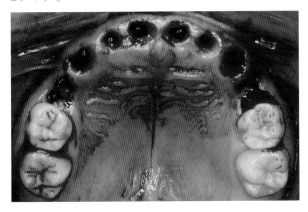

图 26-7　拔除滞留乳牙

2.翻瓣拔除多生牙（图26-8，图26-9）。

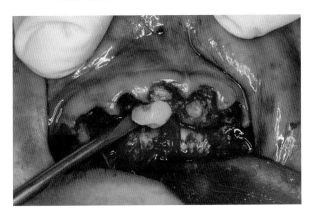

图 26-8　拔除多生牙

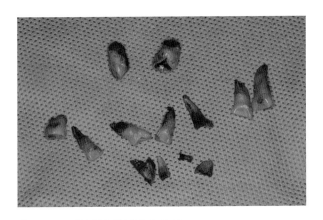

图 26-9　拔除的乳牙及多生牙

3.暴露未萌出的恒牙，牵引萌出（图26-10，图26-11）。

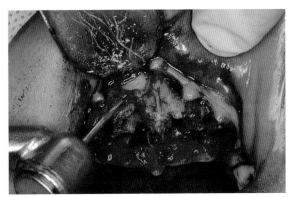

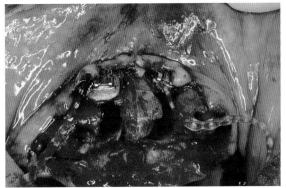

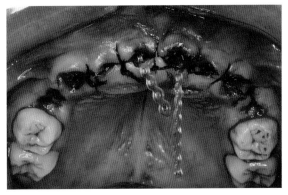

图 26-10　开窗

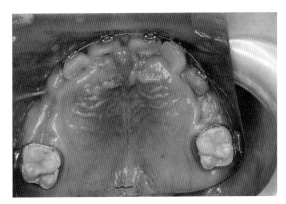

图 26-11　牵引恒牙逐渐萌出

病例小结

锁骨颅骨发育不全综合征（cleidocranial dysostosis syndrome，CCD）是一种罕见的遗传性疾病，属于常染色体显性遗传，半数以上有家族史，患者有类似临床表现与病史，有明显的家族聚集性，出生发病率为 1 : 100 000。其典型临床表现为：①头颅增大，囟门和颅缝增宽、延迟闭合或不闭合；②面骨相对较小，眶距增宽，鼻梁塌陷；③双肩陡峭下垂，肩关节活动大，双肩可向前胸相互靠拢；④牙齿发育不全，排列不齐，牙齿萌出或替换不正常，易患龋齿；⑤下颌正中缝和耻骨联合处可见分离；⑥身材矮小，脊柱弯曲，但智力正常。该病应与佝偻病相鉴别，其无佝偻病的实验室检查结果和 X 线干骺端佝偻病的特征性改变，且补充维生素 D 和钙制剂治疗无效，借此可助鉴别。

锁骨颅骨发育不全综合征在口颌系统的临床表现，可以通过一系列外科及正畸方法来治疗。首先应分批拔除滞留的乳牙和多生牙，然后通过外科手术去除部分密质骨以暴露阻生牙。拔除滞留乳牙后，即使继承恒牙牙冠距离牙龈黏膜很近，继承恒牙仍可能继续静止而无萌出动力，不能自动萌出，需经过外科手术开窗，结合正畸牵引达到正常牙位。正畸治疗可协调上下颌骨的发育，通过矫治器扩大狭窄的牙弓，面具式前牵引治疗上颌骨矢状向发育不足。可摘式间隙保持器可用于暂时重建咀嚼功能，当颌骨发育完成后，可选择种植义齿或活动、固定修复。

（房瑞贞　周子凌）

病例 27　外胚叶发育不全综合征

患儿，男，5 岁。

主　诉

口内多数牙缺失 4 年，影响咀嚼。

病　史

现病史　4 年前发现患儿口内多数牙齿未能按时萌出，无法正常咀嚼，今就诊。

既往史　否认药物过敏史。患儿出生 7d 被诊断为外胚叶发育不全综合征。

家族史　舅舅患有外胚叶发育不全综合征。

检　查

口内仅有 51、55、61、65，且牙齿形态异常，切牙呈锥形，磨牙咬合面缩窄明显，下颌牙槽嵴低呈刃状（图 27-1，图 27-2），毛发稀少，皮肤干燥粗糙。

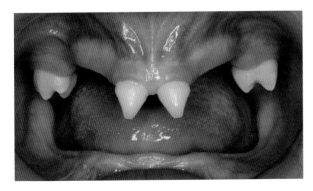

图 27-1　术前口内正面像

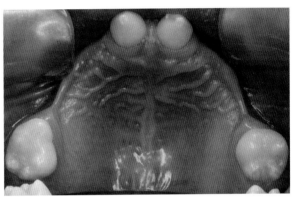

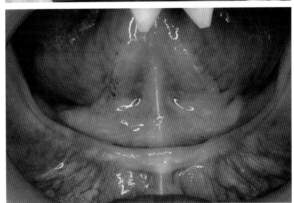

图 27-2　术前上颌𬌗面像及下颌𬌗面像

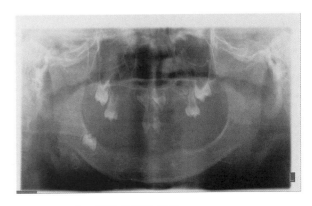

图 27-3　全口牙位曲面体层片

全口牙位曲面体层片显示：患儿全口仅有 11、16、21、25、26、46 牙胚及 51、55、

61、65存在，且形态异常（图27-3）。

诊　断

外胚叶发育不全综合征。

●诊断要点

1. 口内多数牙缺失（无牙或少牙），毛发稀少（无毛或少毛），汗腺缺少不能出汗，典型的三联征表现。

2. 家族遗传史。

治疗计划

1. 51、61复合树脂配合乳前牙透明冠恢复牙齿形态。

2. 制作可摘式间隙保持器即儿童可摘局部义齿，恢复咀嚼功能。

告知患者家属：因患儿口内基牙少，且形态异常，下颌牙槽嵴低呈刃状，义齿固位效果不佳，且需定期更换。

因患儿配合度欠佳，患儿家长暂不考虑51、61美学修复。

治疗过程

1. 取初印模，制作个别托盘，取终印模，围模灌注法灌制石膏模型（图27-4）。

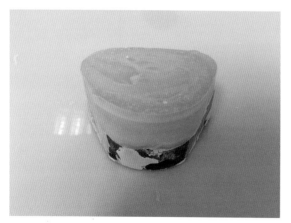

图27-4　围模灌注法灌制石膏模型

2. 制作𬌗托，记录颌位关系（图27-5）。

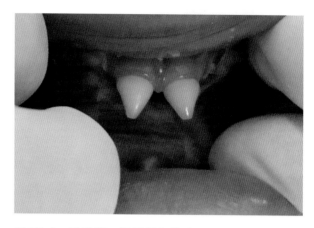

图27-5　咬𬌗堤，记录颌位关系

3. 上𬌗架，制作蜡型（图27-6）。

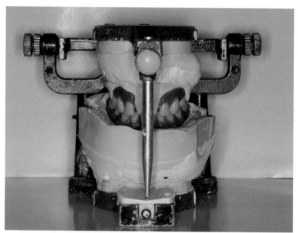

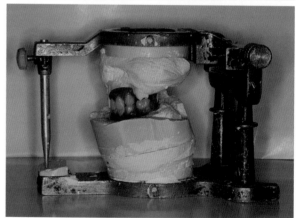

图27-6　上𬌗架，制作蜡型

4. 患儿口内试戴蜡型（图27-7）。

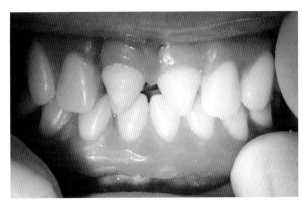

图 27-7　口内试戴蜡型

5. 患儿口内试戴义齿（图 27-8）。

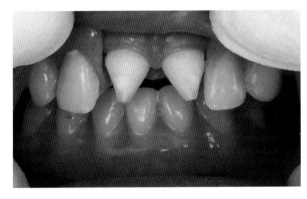

图 27-8　口内试戴义齿

医　　嘱

1. 义齿需每日取下清洗，不用时放置在凉

水内保存。

2. 因患儿牙槽嵴低平，义齿固位效果不佳，鼓励患儿学会使用义齿，义齿若有压迫黏膜处，需要及时就诊调整。

3. 义齿需要定期更换，避免影响生长发育。

病例小结

1. 外胚叶发育不全综合征分为有汗型及无汗型两种，是常染色体显性或隐性遗传性疾病。临床以出汗异常、牙齿及毛发发育异常、口内多数牙缺失为特征，该病无特效治疗方法。

2. 患儿常以口内无牙就诊于口腔科，制作可摘义齿，部分恢复咀嚼功能、促进颌骨发育，是目前口腔医师的常用治疗方案，但因患儿牙槽嵴低平，可摘义齿常常固位较差。部分学者报道，尝试使用种植体与可摘义齿结合的方法取得了较满意的效果，但针对儿童进行种植修复是否影响生长发育的问题仍有争议。

（张彩娣　滕蕊）

第五部分

儿童牙外伤 ◀

病例 28 乳牙简单冠折

患儿，女，4岁。

主 诉

上前牙外伤1d。

病 史

现病史 1天前患儿因意外造成上前牙外伤，外伤后无呕吐，无意识丧失，今来我科就诊。

既往史 否认全身系统性疾病史，否认药物过敏史。

家族史 否认家族遗传病史。

检 查

51近中切角折断，牙本质暴露，未露髓，断面无透红，折断片Ⅱ度松动，未脱落，61切端牙釉质缺损；51、61叩痛（-），无明显松动（图28-1）。

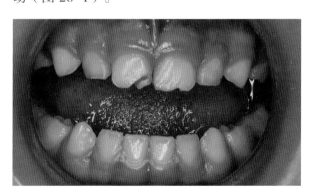

图28-1　正面像

X线片显示51、61牙根未见折断，51、

61根尖周未见明显异常（图28-2）。

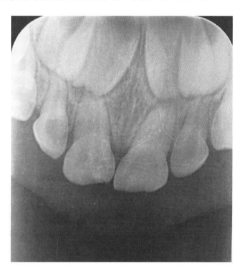

图28-2　X线片

诊 断

51、61简单冠折。

●诊断要点

1. 51近中切角折断、牙本质暴露，61牙冠牙釉质缺损，均未露髓。

2. X线片显示51、61根尖周无明显异常。

治疗计划

方案一：51去除折断片，抛光；61观察，不适随诊。

方案二：51去除折断片后光固化复合树脂＋透明冠美学修复；61观察，不适随诊。

告知患儿家长：方案一操作简单，对患儿

配合程度要求不高，费用低，但是无法恢复51牙冠形态。方案二要求患儿配合，费用较高，能够恢复51正常解剖形态。由于乳牙外伤可能对恒牙造成不同程度的影响，两种治疗方案均需在术后1个月、3个月和6个月复查，如果发现牙髓感染的症状，需及时就诊行根管治疗术，当儿童进入牙齿替换期，应注意外伤乳牙的继承恒牙有无正常萌出，若出现萌出延迟需及时就诊，患儿家长选择方案一。

医　　嘱

1. 2周内避免使用前牙咬物；

2. 保持口腔卫生；

3. 按时复诊。

病例小结

本病例为乳牙简单冠折，对于简单冠折的乳牙，若牙冠存在尖锐边缘，可采取调磨的方法，若患儿家长对美观要求较高或冠折范围较大，牙本质外露近髓时，可采用光固化复合树脂修复。本病例中家长对美观要求不高，在去除折断片后选择调磨的方法，并告知家长定期复诊。

（王琪　吴礼安）

病例 29　乳牙冠根折

患儿，男，2岁。

主　诉

上前牙外伤后折断 12d，牙龈肿胀 6d。

病　史

现病史　12d 前患儿因意外摔伤造成上前牙折断，未予以处理。6d 前发现牙龈红肿，曾口服"消炎药"，效果不佳，今来我科就诊。

既往史　否认全身系统性疾病史，否认药物过敏史。

家族史　否认家族遗传病史。

检　查

51 牙冠 2/3 折断，冠部可见大块牙髓息肉，色鲜红，触易出血，蒂部位于髓腔内，腭侧折断线位于龈下，折断线不能探及，Ⅰ度松动（图29-1）。X 线片显示 51 牙根发育完成，牙龈下折断线不清（图 29-2）。

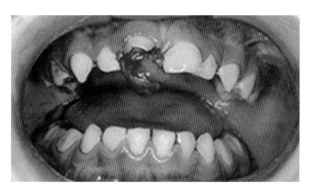

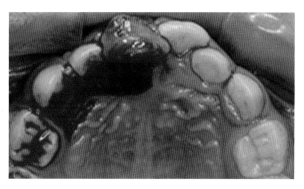

图 29-1　口内正面像及上颌𬌗面像

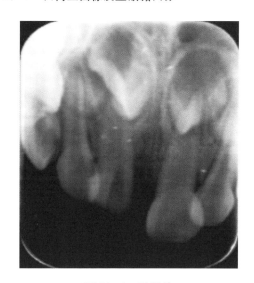

图 29-2　X 线片

诊　断

51 冠根折伴牙髓息肉。

●诊断要点

51 牙冠 2/3 折断，牙髓外露并增生，牙体腭侧折断位于龈下，龈下深度不能探及。

103

治疗计划

1. 51 拔除术。

2. 择期 51 区佩戴可摘式间隙保持器。

治疗过程

1. 51 局部浸润麻醉。

2. 电刀切除 51 牙髓息肉暴露牙齿，分离牙龈，拔除 51（图 29-3），缝合止血（图 29-4）。

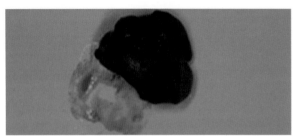
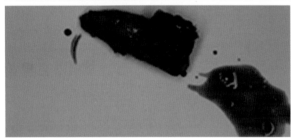

图 29-3　牙髓息肉及拔除的 51

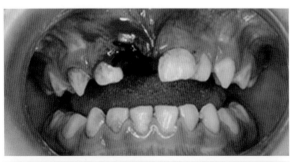
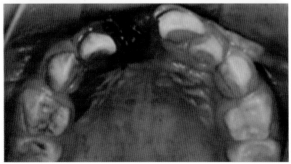

图 29-4　缝合后口内照

医　嘱

1. 2h 内勿进食进水，24h 内勿刷牙、漱口，当日饮食以温凉稀软为主。

2. 保持口腔卫生。

3. 1 周后拆线。

4. 牙齿替换期间，外伤乳牙的继承恒牙如出现萌出延迟等异常，应及时就诊。

病例小结

1. 乳牙外伤多发于 1~2 岁儿童，约占乳牙外伤的 1/2。由于乳牙牙槽骨疏松，受到撞击后牙齿移位和完全脱出较多，冠根折相对较少，发生率仅 2.0%~2.5%。冠根折包括牙釉质、牙本质、牙骨质的折断以及牙槽骨、牙龈的损伤，乳牙冠根折通常伴有牙髓暴露，乳牙简单冠根折少见。

2. 乳牙冠根折的治疗及预后取决于折断的位置、严重程度、就诊时间、患儿的配合程度及家长的依从性。多数情况下冠根折的乳牙需要拔除；若折断片位于龈下的深度 <3mm，在严格隔湿和止血的前提下，可以对患牙试行保留，在拔除断冠后行牙髓切断术或根管治疗术，封闭根管口，保留残根于牙槽窝内，随后做可摘式间隙保持器保持牙冠缺失的三维间隙。本病例中家长要求拔除患牙。

（王琪　吴礼安）

病例 30 乳牙根折（拔除术）

患者，男，4 岁。

主 诉

上前牙摔伤后松动，无法咬物 1d。

病 史

现病史 1d 前患儿在家中不慎从沙发上摔下，上前牙着地，致上唇及上前牙受伤，患儿当时神志清醒，自觉牙齿疼痛剧烈，不能咬物，家长自行给患儿服用止痛药，随后疼痛有所缓解，今来我院要求治疗。

既往史 否认全身系统性疾病史，否认药物过敏史。

家族史 否认家族遗传病史。

检 查

口腔卫生可，上唇挫伤；上唇系带撕裂，充血水肿；61 牙冠伸长，无变色，探痛（－），叩痛（＋＋），冷刺激痛（－），扪诊疼痛，Ⅲ度松动，龈缘淤血，无活动性出血。51 牙冠未见异常，叩痛（＋），冷刺激痛（－），扪诊不适，Ⅰ度松动，牙龈呈紫红色，无活动性出血（图 30-1，图 30-2）。

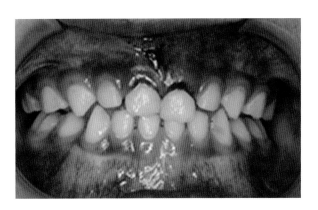

图 30-1 术前口内正面像

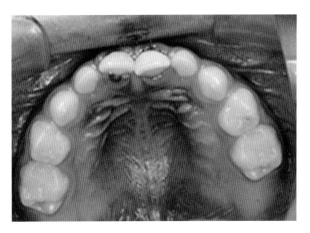

图 30-2 术前上颌𬌗面像

辅助检查

根尖片显示 51 根尖周未见明显异常，61 根中部水平向低密度透射影像，两断端间移位明显（图 30-3）。

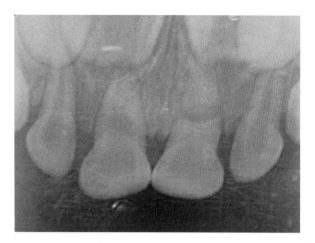

图 30-3　术前根尖片

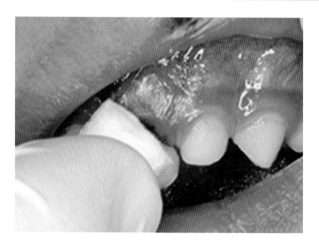

图 30-4　涂布表面麻醉药

2. 拔除松动的 61 冠部断端（图 30-5，图 30-6）。

诊　断

1. 61 根折。

2. 51 亚脱位。

●诊断要点

1. 外伤史。

2. 根尖片显示 61 牙根中部有根折线。

3. 51 无缺损，Ⅰ度松动，叩痛（+），根尖片显示牙根完整，根周膜腔未见异常。

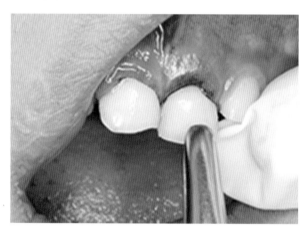

图 30-5　拔除 61 冠部断端

治疗计划

1. 51 观察。

2. 61 冠部断端拔除术，择期佩戴可摘式间隙保持器。

告知患者家长：61 牙冠Ⅲ度松动，容易脱落造成患儿误吞、误吸，建议拔除。51 松动不明显，建议定期复查，观察牙髓组织预后情况。患者家长同意该治疗方案。

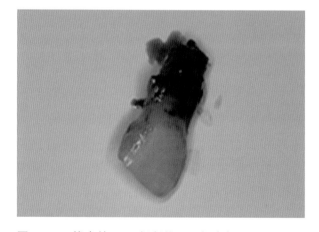

图 30-6　拔出的 61，折断位于牙根中部

治疗过程

1. 0.5% 碘伏消毒上前牙区牙龈，涂抹表面麻醉药（图 30-4）。

医　嘱

咬棉球 30min 止血，2h 内勿咬上唇、勿进水进食，24h 内不可漱口，不要触碰拔牙创，保持良好的口腔卫生。两周内避免使用前牙咬硬物，定期复查，观察牙髓状态，不适随诊。

病例小结

1.乳牙牙根中部折断时，如果冠方牙齿极度松动，可拔掉冠部断端避免患儿误吸，无须拔除乳前牙根折的根尖端，以免手术中伤及其继承恒牙胚，残留的根部断片可被生理性吸收。如果患儿配合良好，冠部断端没有严重移位，可考虑复位 + 弹性固定 4 周左右，但这种方式疗效不确定，通常拆除固定装置后乳牙仍松动，根部断端仍被吸收，可能会造成乳牙早失。

2.待拔牙创完全愈合后，可考虑制作可摘式间隙保持器来维持间隙；但可摘式间隙保持器存在异物感，容易脱落，且随着儿童颌骨的发育需要定期更换，需提前告知家长并评估儿童的依从性方可制备和佩戴。

根折常伴有软组织损伤，如擦伤、挫伤、撕裂等情况，本病例上唇系带及牙龈为挫伤及部分撕裂，无须特殊处理，可进行简单清创，待其自行愈合。

（李景仪　周子凌）

病例 31 乳牙根折（松牙固定术）

患者，男，3岁。

主 诉

上前牙外伤后伴牙齿松动 1 天。

病 史

现病史 1d 前患者意外摔伤导致上前牙松动，龈缘渗血，今来我院就诊。

既往史 否认全身系统性疾病史，否认药物过敏史。

家族史 否认家族遗传病史。

检 查

口内检查显示：51 牙冠完整，叩痛（−），无松动。61 牙冠完整，比 51 伸长约 1mm，叩痛（＋），Ⅱ度松动，牙龈缘渗血（图 31-1 至图 31-3）。X 线显示：61 根中部有一透射影，冠部断端无明显移位；51 牙根及根尖周未见明显异常（图 31-4）。

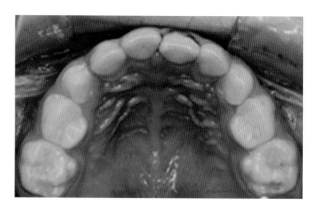

图 31-2 上颌殆面像

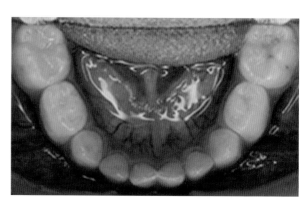

图 31-3 下颌殆面像

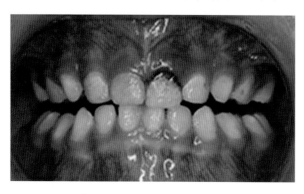

图 31-1 术前口内正面像

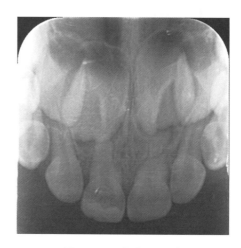

图 31-4 术前 X 线片

诊　断

61 根中折。

● 诊断要点

1. 61 外伤史，牙冠相比 51 伸长约 1mm，叩痛（＋），Ⅱ度松动，牙龈缘渗血。

2. X 线显示：61 根中部有一异常透射影。

治疗计划

1. 上前牙松牙固定术。

2. 下颌𬌗垫抬高咬合，避免患牙咬合创伤。

3. 定期观察 61 牙髓症状，若发现牙髓坏死或根尖炎症，及时行乳牙根管治疗术，必要时拔除患牙，佩戴可摘式间隙保持器维持间隙。

治疗过程

1. 局部麻醉下局部清创，慢速手机＋小毛刷清洁全口牙面，61 复位，上颌 53~63 采用麻花丝＋树脂球弹性固定 4 周（图 31-5，图 31-6）。

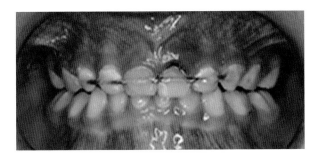

图 31-5　麻花丝固定口内正面像

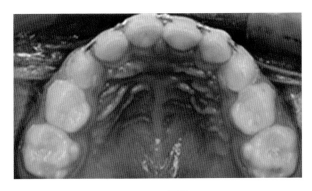

图 31-6　麻花丝固定上颌𬌗面像

2. 4 周后复诊，牙龈伤口愈合，61 未见明显松动，X 线显示无根尖周炎症，根尖部断端有少量吸收，遂拆除固定，去除牙冠唇面粘接树脂，打磨抛光（图 31-7 至图 31-9）。

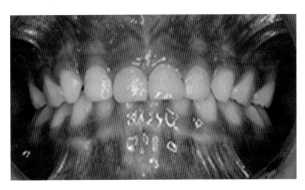

图 31-7　拆除固定后正面𬌗像

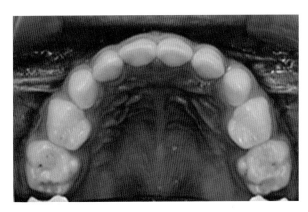

图 31-8　拆除固定上颌𬌗面像

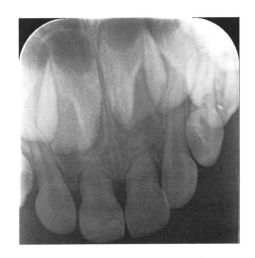

图 31-9　拆除固定后 X 线片

3. 术后半年复诊，61 牙冠未见明显异常，Ⅰ度松动，X 线显示根尖部断端大部分吸收，但无根尖周透射影（图 31-10 至图 31-12）。

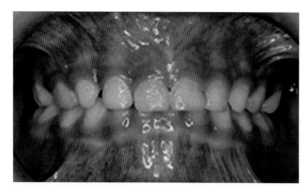

图 31-10 半年后正面殆像

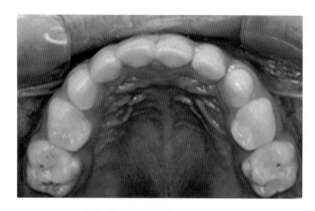

图 31-11 半年后上颌殆面像

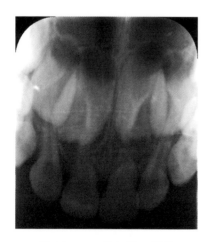

图 31-12 半年后 X 线片

医 嘱

1. 勿用前牙咬硬物，注意保持口腔卫生。

2. 61 若出现自发痛、夜间痛、牙龈肿痛和牙变色等症状则表明保髓失败，应及时复诊行根管治疗术或者拔除。

3. 定期复查，不适随诊。

病例小结

乳牙根中 1/3 折断后，患牙冠部断端通常移位且松动Ⅱ度以上、伴有牙龈组织撕裂，因疼痛而严重影响患儿咀嚼功能。如果外伤时患者年龄较小、患牙距替换时间较久，可以试行保存治疗：复位根中折断的牙齿，用正畸托槽与不锈钢丝等弹性固定 4~8 周或更长时间，并定期观察牙髓活力，如果确认牙髓坏死，则行牙髓治疗；4~8 周后根据牙齿松动和愈合情况，拆除固定装置；此后定期复查，直至牙齿替换。如果接近替换或者患儿与监护人不愿意配合治疗，则需在局部麻醉下拔除冠部断端，择期佩戴可摘式间隙保持器，但不必拔除根部断端，以避免损伤其下方的恒牙胚。残留的根部断端日后可被吸收，恒牙可正常萌出。

（高磊　吴礼安）

病例 32 乳牙挫入

患儿，男，3岁。

上前牙摔伤后挫入2d。

病 史

现病史 2d前患儿奔跑时意外摔倒致上前牙挫入，外伤后没有呕吐及意识丧失，今来我科就诊。

既往史 否认全身系统性疾病史，否认药物过敏史。

家族史 否认家族遗传病史。

检 查

乳牙列，口腔卫生良好。61牙冠挫入约1/3，叩痛（+），无明显松动，冠稍向腭侧移位，不影响咬合，牙龈稍红肿（图32-1）。

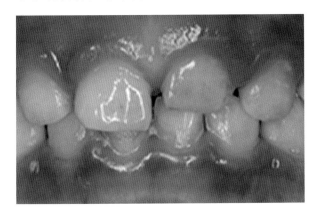

图 32-1 口内像

CBCT示61根尖区牙周膜间隙消失，根尖1/3弯曲，未突破唇侧硬骨板，未伤及恒牙胚（图32-2）。

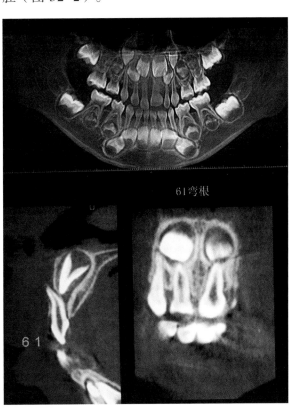

61弯根

图 32-2 CBCT

诊 断

61外伤性挫入。

- 诊断要点

1. 61牙冠挫入约1/3。

2. CBCT示61根尖牙周膜间隙消失。

治疗计划

1. 61 观察，定期复诊。

2. 若 1 个月内无自行萌出迹象，则拔除；若出现自发痛，牙齿变色等，则及时行牙髓处理。

医　　嘱

1. 2~3 周内，避免使用外伤部位切咬食物。

2. 保持良好的口腔卫生。

3. 按时复诊。

病例小结

乳牙挫入后是否保留取决于挫入的程度和牙根与恒牙胚的关系。

1. 乳牙挫入 1/2 以内，唇侧皮质骨没有骨折，X 线片检查显示外伤挫入乳牙根尖尚未涉及恒牙胚，可定期复查，大部分挫入的乳切牙会在 6 个月内重新萌出，因此，术后应定期观察牙齿再次萌出情况，若 1 个月后无自行萌出迹象，需要进行详细的临床和影像学检查，来重新确定治疗方案，例如拔除。本病例 61 符合观察的指征。在术后复查时，61 自行萌出，未出现牙髓症状（图 32-3 至图 32-7）。

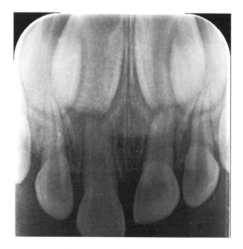

图 32-3　术后 1 个月

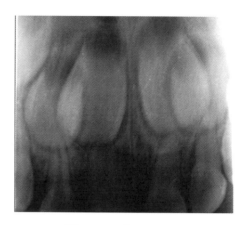

图 32-4　术后 3 个月

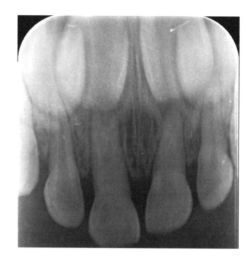

图 32-5　术后 6 个月

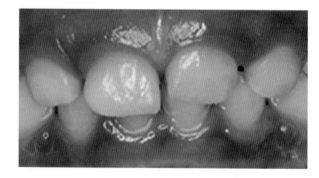

图 32-6　术后 3 个月口内像

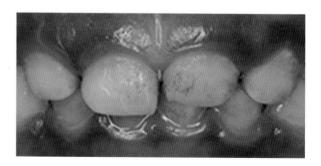

图 32-7　术后 6 个月口内像

2.外伤性乳牙挫入极需考虑的是它是否伤及其舌侧方的继承恒牙胚。如果乳牙严重挫入，尤其是乳牙冠向唇侧移位，根向腭侧移位时，可导致根尖部触及或伤及恒牙胚，临床处理时应轻柔地拔除患牙，以减少其对恒牙胚的压力。本病例是冠向腭侧移位的患牙，通常牙根多倾向唇侧，离恒牙胚有一定距离，如无根尖病变，一般在4周、3个月、6个月、1年复查，此后定期复诊，观察乳牙萌出情况及继承恒牙胚情况。

3.乳牙挫入的常见并发症有牙冠变色、牙髓坏死、病理性牙根外吸收、根尖周炎、再萌出失败和固连等。与此同时，挫入乳牙若未得到及时治疗，其根尖周炎症也许影响恒牙胚的发育或矿化。

（王琪　滕蕊）

病例 33 乳牙全脱出

患儿，男，3岁。

主诉

上前牙脱落4d。

病史

现病史 4d前患儿因外伤导致上前牙脱落，家长将脱落乳牙干燥保存，今来我科要求治疗。

既往史 否认全身系统性疾病史，否认药物过敏史。

家族史 否认家族遗传病史。

检查

51脱落，牙根发育完成，牙齿完整，牙槽窝已初步愈合。余未见明显异常（图33-1至图33-3）。

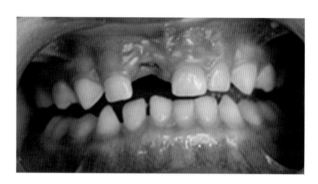

图33-2 口内正面像

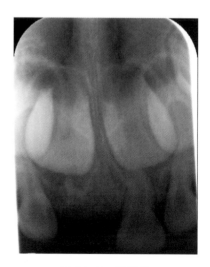

图33-3 X线片

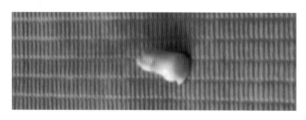

图33-1 脱落乳牙

诊断

51全脱出。

● **诊断要点**

外伤史；51缺失，脱落乳牙牙根发育完成，牙齿完整。

治疗计划

1个月后51区佩戴可摘式间隙保持器或隐形义齿修复。

告知患者家长：可摘式间隙保持器体积较大，初戴时异物感明显，偶尔会引起恶心，有时会影响发音，但固位力较好、比较耐用；隐形义齿体积小，基托隐形、美观，摘戴方便，较为舒适，但容易损坏。患儿家长选择51隐形义齿修复。

治疗过程

1个月后复诊：牙龈愈合良好。取模型制作并佩戴隐形义齿（图33-4）。

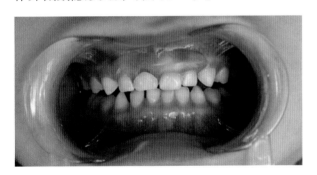

图33-4 佩戴隐形义齿

医 嘱

1.1个月内勿用前牙切咬硬物。
2.24h内勿刷牙、漱口。

3.口服抗生素5~7d。

义齿修复后：

1.前牙区修复体勿咬硬物。
2.饭后刷牙并清洁隐形义齿。
3.半年左右定期检查一次。

病例小结

1.乳牙全脱出一般不再植，以避免再植操作损伤继承恒牙胚。对幼儿时期发生乳牙全脱出的患儿，应在5岁左右拍摄X线片，检查继承恒牙胚发育情况，如发现有萌出异常倾向，可考虑早期干预助萌。

2.乳牙早失后，因邻牙移位，对颌牙伸长，易使缺牙间隙的近远中径和垂直径变小。然而由于恒切牙均比乳切牙大，在颌骨的发育过程中，前牙区牙槽骨增长显著，以容纳恒切牙，所以，乳切牙早失，间隙变小或消失的可能性相对较小。但是从美学角度看，前牙长期缺失可能造成上唇凹陷，改变患儿的颜面外形。另外，可能造成发音功能障碍，会给儿童心理健康造成一定影响。若患儿配合程度高，可佩戴可摘式间隙保持器。本病例中51因外伤早失，患儿年龄较小，隐形义齿修复能够恢复缺失牙的形态和美观，舒适度较好，更易于接受。

（王琪 吴礼安）

病例 34 | 恒牙简单冠折

患者，男，8岁。

主诉

左上前牙外伤后折断1d。

病史

现病史　1d前患儿于学校玩耍时不慎跌倒致上前牙折断，曾有一过性疼痛，当晚凉水漱口时感觉外伤牙齿敏感，否认自发痛及夜间痛。今因左上前牙缺损不美观，前来我院就诊。

既往史　否认全身系统性疾病史，否认药物过敏史。

家族史　否认家族遗传病史。

检查

口腔卫生一般，有少量软垢。11、21唇倾，存在2mm间隙。11牙冠完整，未见裂纹，叩痛（+），扪诊（+），冷刺激痛（-），无异常松动；21牙冠切端缺损，冷刺激痛（-），叩痛（+），正常生理动度，牙龈未见明显异常（图34-1，图34-2）。

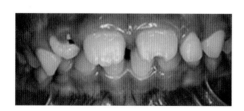

图34-1　术前唇面观

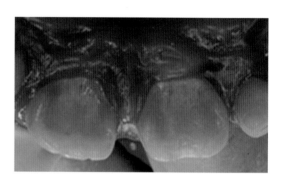

图34-2　术前腭面观

辅助检查

根尖片显示11牙体完整，21冠折局限于牙冠切端牙釉质及牙本质浅层；11、21牙根未发育完成，Nolla 8期，根尖区未见异常（图34-3）。

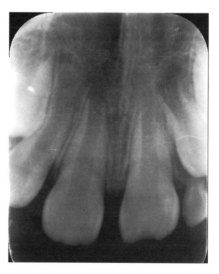

图34-3　根尖片

诊　断

1. 21 简单冠折（牙釉质牙本质折断）。

2. 11 牙齿震荡。

● 诊断要点

1. 外伤史，21 牙冠切端有缺损。

2. 根尖片显示 21 牙冠折断局限于切端 1/3，仅波及牙釉质及牙本质浅层。

治疗计划

21 牙冠树脂粘接修复术（直接法）。

告知患者家长：21 牙冠缺损，暂时行树脂粘接修复。目前 11、21 牙髓测试虽未见异常，但仍需定期复查牙髓活力，若日后出现牙髓症状，则需行牙髓治疗。此外，树脂修复具有局限性，随着时间的推移可能会出现变色或微渗漏而引发继发龋、修复体脱落等不良结果，需定期复查并及时处理。患者家长同意该治疗方案。

治疗过程

1. 使用慢速手机清洁 21 牙面，特别是折断处，唇舌侧均需清洁（图 34-4）。

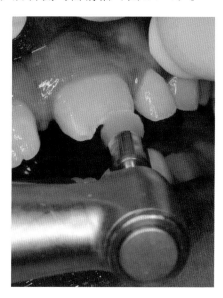

图 34-4　小毛刷清洁牙面软垢

2. 21 折断部位使用抛光车针预备，磨除少许牙釉质，制作短斜面（图 34-5）。

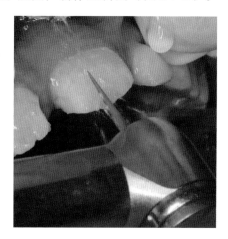

图 34-5　制备洞缘斜面

3. 酸蚀，冲洗，干燥，涂布粘接剂，光照固化（图 34-6 至图 34-10）。

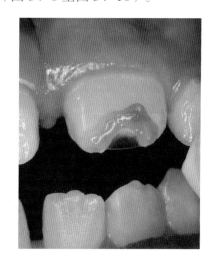

图 34-6　酸蚀

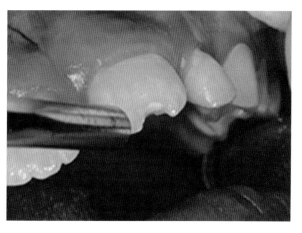

图 34-7　冲洗

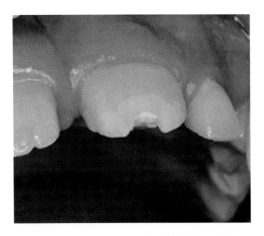

图 34-8　干燥，吹干牙面至呈现白垩色

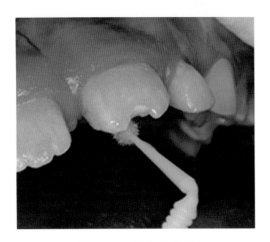

图 34-9　涂布粘接剂

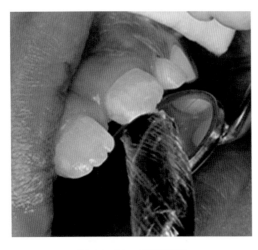

图 34-10　光照固化

4. A1 色纳米树脂分层充填，雕塑中切牙切端形态（图 34-11）。

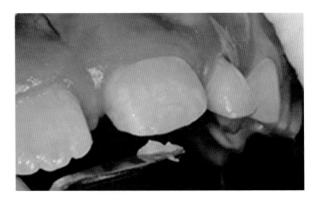

图 34-11　充填缺损位置

5. 修复完成后进行调𬌗，抛光（图 34-12 至图 34-14）。

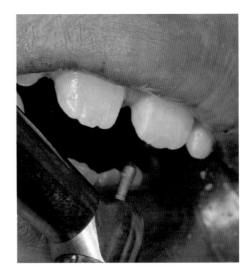

图 34-12　调𬌗

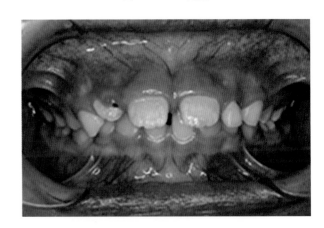

图 34-13　术后即刻正面𬌗像

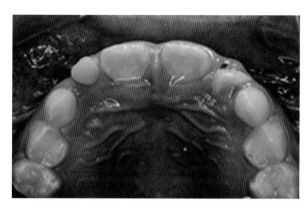

图 34-14　术后即刻上颌殆面像

医　嘱

1. 2~4 周内勿使用 21 咬硬物，因该牙的牙周组织也受到损伤，同时修复后前牙固位力有限，树脂容易脱落，若出现脱落则需重新修复。

2. 21 外伤后可能因"牙髓休克"而暂时没有临床体征，若数月内出现自发痛、夜间痛、咬合痛、牙龈肿痛、牙变色等症状则表明牙髓发生炎症，应及时复诊行牙髓处理。

3. 1 个月内食用无色、白色的食物、饮料。

4. 采用巴氏刷牙法饭后清洁牙齿。

5. 定期复查及拍摄 X 线片，观察牙髓及根尖周状况。

病例小结

1. 简单冠折包括牙釉质折断和牙釉质 – 牙本质折断两种情况，本病例属于第二种牙釉质 – 牙本质折断。年轻恒牙外伤冠折暴露牙本质后，由于牙本质较薄，离牙髓腔近，且牙本质小管较粗大，外界的物理、化学刺激都可能会通过牙本质小管传入牙髓，产生刺激性疼痛症状。因此，当牙本质暴露时，无论牙本质外露面积多少，都应该封闭牙本质小管断面，保护牙髓。

2. 年轻恒牙牙釉质呈现乳白色的色调，明亮且半透明；在切缘区域，牙本质生长叶完全被牙釉质覆盖，牙本质比较亮，只有轻微的颜色变化。由于上述特点，加上本病例折断面积较小，很难做到多次分层、多色的前牙美容树脂修复。因此，对于年轻恒牙缺损较小时可直接比色后充填修复，修复后注意外形点修整并抛光即可。若缺损面积较大，应尽可能分层堆砌树脂并雕塑外形，分次选用接近牙本质及牙釉质颜色的前牙美容树脂进行修复。

3. 聚合收缩是树脂材料的一种固有特性，在聚合过程中，如果收缩应力超过树脂和粘接系统之间的粘接强度，界面就会断裂，造成缺口，出现边缘微渗漏、着色，术后敏感和继发龋，甚至修复体脱落等不良后果。在临床操作中既要做好树脂修复的每一个步骤，也要告知患者家长可能出现的不良后果，并告知患者家长其他可选择的替代修复方法。

（周子凌　李景仪）

患者，男，13 岁。

主　诉

上前牙外伤伴冷热刺激敏感 1 周。

病　史

现病史　1 周前患者因意外摔伤导致上前牙折断，偶有冷热刺激敏感，无自发痛、夜间痛，今来我院就诊。

既往史　否认全身系统性疾病史，否认药物过敏史。

家族史　否认家族遗传病史。

检　查

11 牙釉质折断，探痛（－），叩痛（－），冷刺激痛（－），正常生理动度，牙龈未见明显异常。21 牙釉质－牙本质折断，达冠中 1/3，未露髓，探痛（＋），冷刺激痛（＋），叩痛（－），无异常松动，牙龈未见明显异常（图 35-1，图 35-2）。X 线显示：11、21 牙根发育完成，未见根折及根尖周暗影，牙周膜间隙正常（图 35-3）。

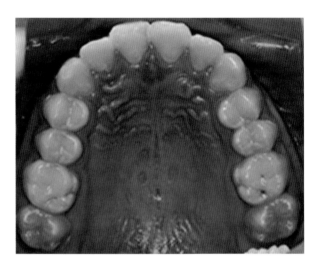

图 35-2　术前上颌𬌗面像

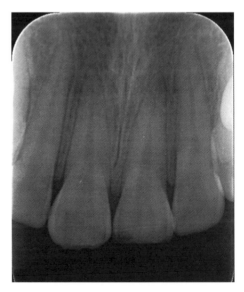

图 35-3　术前 X 线片

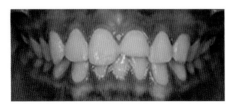

图 35-1　术前正面𬌗像

诊　断

1. 11 简单冠折（牙釉质折断）。
2. 21 简单冠折（牙釉质－牙本质折断）。

•诊断要点

1. 11 外伤病史，发生牙釉质的缺损，其深度局限于牙釉质，而牙本质未暴露。

2. 21 外伤病史，发生牙釉质 – 牙本质的缺损，但未暴露牙髓。

3. X 线片检查：11、21 牙冠损伤未达髓腔，且未见明显根折及牙槽骨骨折。

治疗计划

1. 11 树脂修复术。

2. 21 试行间接盖髓术 + 前牙树脂修复术。

告知患者家长：21 外伤较为复杂，有保髓失败的风险，若术后出现自发痛、夜间痛、牙龈肿痛和牙变色等及时复诊行根管治疗术。

治疗过程

1. 藻酸盐印模材取模，灌注超硬石膏（图 35-4），制作诊断蜡型（图 35-5）。

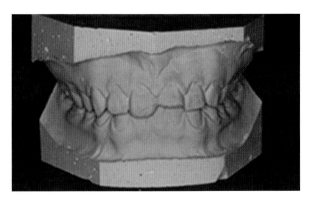

图 35-4 取模、灌注

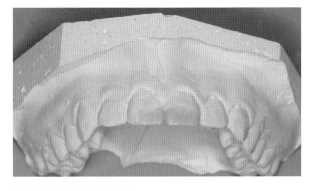

图 35-5 制作诊断蜡型

2. 慢速手机 + 小毛刷清洁牙齿表面，自然光下比色，局部麻醉下上橡皮障，牙线固位，暴露 11、21、12 和 22 牙龈缘（图 35-6）。

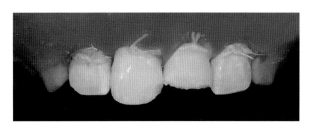

图 35-6 清洁牙面，上橡皮障

3. 预备唇面：金刚砂车针沿折断线四周预备长斜面，白色磨砂石（慢速）去除无基釉质（图 35-7）。

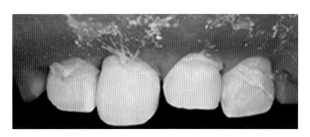

图 35-7 唇面预备（四周长斜面 + 去除无基釉）

4. 舌面预备：同唇面（图 35-8）。

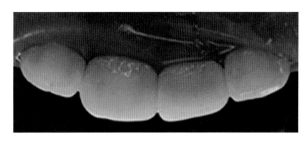

图 35-8 舌面预备

5. 硅橡胶取模诊断蜡型，制备舌背板，暴露唇侧，刀片修整唇侧边缘，保留切端 2mm（图 35-9）。

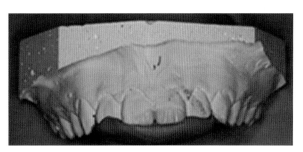

图 35-9 硅橡胶取模型，制备舌背板

6. 流动树脂均匀涂布舌背板 11、21 区，流动树脂尽可能薄（图 35-10）。

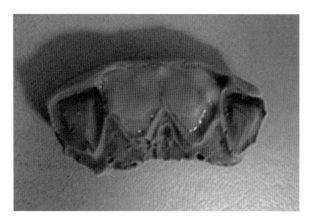

图 35-10 流动树脂舌背板制作

7. 在硅橡胶导板的支撑下，使用相对应的树脂堆塑舌侧牙釉质层，光固化后去除舌侧导板，邻牙用薄膜保护，制作近远中牙釉质层（图 35-11）。

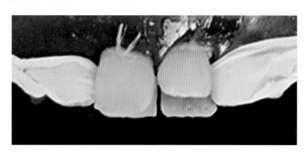

图 35-11 舌侧及近远中树脂初步修复

8. 前牙树脂分层修复：依次修复牙本质层、牙釉质层，逐层堆塑，逐层充分固化（图 35-12，图 35-13）。

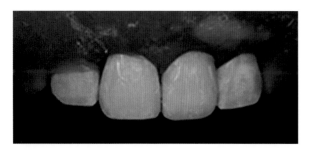

图 35-12 修复后即刻（唇侧）

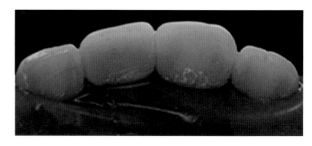

图 35-13 修复后即刻（腭侧）

9. 术后 3 个月复诊（图 35-14 至图 35-16）。

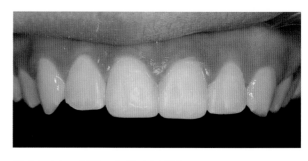

图 35-14 术后 3 个月（唇侧）

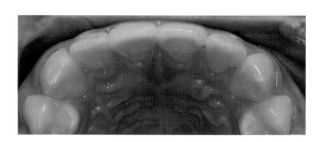

图 35-15 术后 3 个月（腭侧）

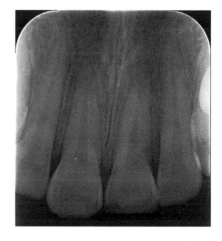

图 35-16 术后 3 个月（X 线照片）

医嘱

1. 勿用前牙咬硬物。

2. 11、21 数月内冷热、咬合酸痛属于正常术后反应，若出现自发痛、夜间痛、牙龈肿痛、牙变色等症状则表明保髓失败，应及时复诊行根管治疗术。

3. 1个月内食用无色、白色的食物或饮料。

4. 术后1个月、3个月、6个月和1年定期复查。

病例小结

1. 年轻恒牙髓腔大、髓角高、牙本质小管粗大，一旦牙釉质、牙本质折断，其治疗原则是保护牙髓避免受外界刺激，恢复牙齿正常形态和功能。不论牙本质暴露多少，都应行护髓治疗或间接盖髓术，保护牙髓后再行牙冠修复。若牙本质暴露未得到及时治疗，除物理化学刺激外，细菌及其毒素也可通过牙本质小管侵入牙髓而引起牙髓病变出现相应的症状。

2. 前牙树脂修复的美学要求：①在上橡皮障隔湿之前、牙面保持湿润的情况下进行快速比色或者借助单反相机记录。因为橡皮障可有效隔湿并有助于提高粘接效果，但被隔湿的牙均有不同程度脱水，脱水后天然牙与修复体会有颜色差异，让患者产生视觉误差，同时可能误导初学者。②根据不同的年龄阶段和牙体特征选择相应的树脂材料，以便更好地模拟不同人群的牙齿特征：年轻人的牙齿缺损修复多选用明度高、彩度低的材料，而老年人则多选用彩度高、明度低的材料。③对于树脂和牙体组织交界面的处理，应制备短斜面，使树脂材料和牙体组织有移行过渡，光固化时强度不要太大，可由弱逐步增强，防止树脂突然聚合收缩出现白线，这样不容易看出充填体的边缘。④用精细的车针修整形态，用抛光碟、抛光条及抛光膏由粗到细依次抛光；24h后（待脱水恢复后）再抛光，效果更佳；此后需定期复诊，维护修复体。

（高磊 吴礼安）

病例 36 | 复杂冠折（断冠粘接术）

患者，女，11岁。

主 诉

上前牙摔断伴疼痛1h。

病 史

现病史 1h前患儿上楼梯时不慎摔倒，致上前牙折断，自行捡起断牙并用纸巾包裹，由家长带来我院就诊。

既往史 否认全身系统性疾病史，否认药物过敏史。

家族史 否认家族遗传病史。

检 查

口腔卫生较差，软垢（++）。11牙冠折断，折断线从11近中切角延伸至远中邻面齐牙龈缘。11断面可见粉红色露髓点，直径约2mm，未见血液渗出，探痛（++），冷刺激痛（+），叩痛（+），Ⅰ度松动。口内余牙及黏膜未见明显异常（图36-1至图36-3）。

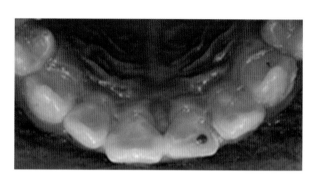

图36-2 术前腭面观

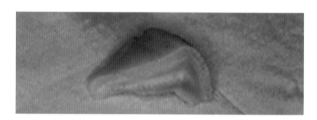

图36-3 断冠部分

辅助检查

根尖片显示11牙冠部分缺损，远中累及髓腔，11根尖已闭合，远中牙周膜间隙略有增宽；21未见折裂线，牙槽骨未见异常（图36-4）。

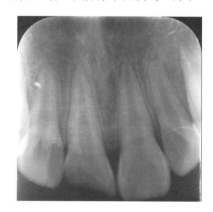

图36-4 术前根尖片

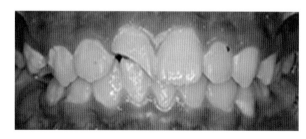

图36-1 术前唇面观

诊　断

11 复杂冠折。

●诊断要点

1. 外伤病史。

2. 11 折断的位置，远中髓角外露。

3. 影像学检查显示牙根及牙槽骨未见异常。

治疗计划

11 试行牙髓切断术 + 断冠粘接术。

告知患者家长：11 冠折露髓，露髓点直径超过 1mm，需行牙髓切断术以保留未感染牙髓，并试行断冠粘接。本治疗有保髓失败的风险，若术后出现自发痛、夜间痛、牙龈肿痛、牙变色等情况应及时复诊改行根管治疗术。此外，断冠粘接有脱落的风险，患者家长同意试行治疗。

治疗过程

1. 11 根尖区黏膜处行 4% 阿替卡因肾上腺素局部浸润麻醉，上橡皮障，12-22 用牙线固定橡皮障（图 36-5 至图 36-7）。

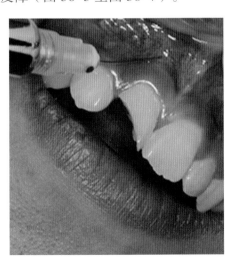

图 36-5　局部浸润麻醉 11 唇侧黏膜

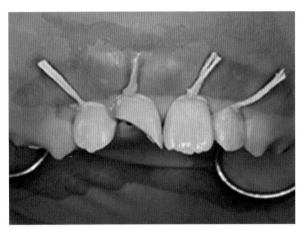

图 36-6　上橡皮障后正面像

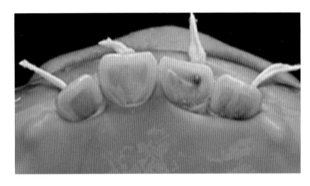

图 36-7　上橡皮障后腭侧像

2. 大量生理盐水冲洗断面，尽量去除污染物质（图 36-8）。

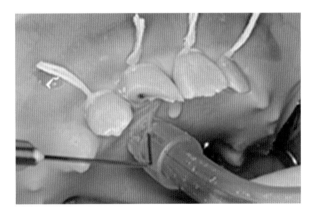

图 36-8　生理盐水冲洗断面

3. 使用无菌的快速涡轮机及球钻开髓，扩大开髓孔，去除全部冠髓，用生理盐水冲洗，止血（图 36-9，图 36-10）。

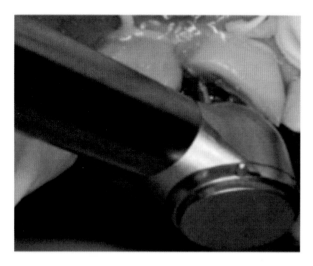

图 36-9　去冠髓

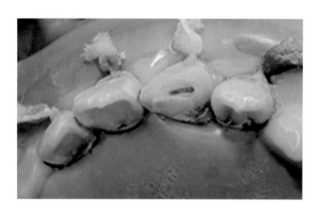

图 36-10　去冠髓后殆面像

4. MTA 直接覆盖牙髓断面，厚度约 2mm，玻璃离子垫底（图 36-11，图 36-12）。

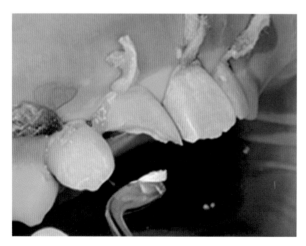

图 36-11　MTA 直接盖髓

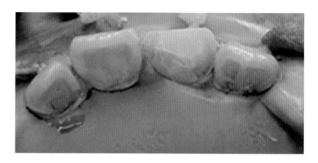

图 36-12　玻璃离子垫底后殆面像

5. 将断冠复位检查是否密合，确定能否将断冠复位粘接（图 36-13）。

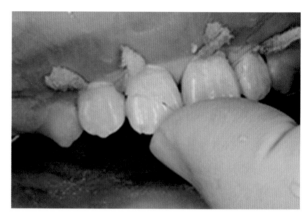

图 36-13　复位断冠

6. 酸蚀 11 牙冠断面和断冠折断面，冲洗，干燥，涂布粘接剂（图 36-14 至图 36-17）。

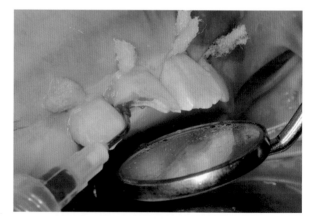

图 36-14　酸蚀 11 牙冠断面

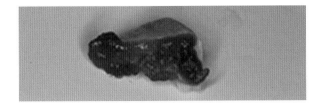

图 36-15　酸蚀断冠折断面

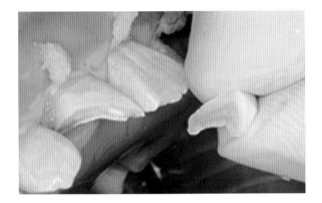

图 36-16　吹干后牙面出现白垩色

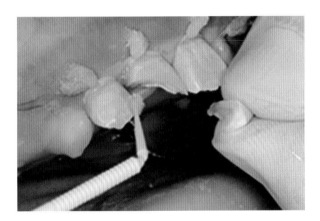

图 36-17　涂布粘接剂

7. 在断面上放流体树脂，复位，调整好对接面，去除多余流体树脂后，光照固化（图 36-18 至图 36-20）。

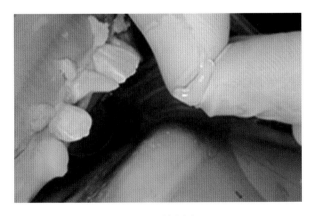

图 36-18　在断冠面导入流体树脂

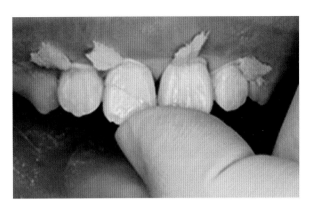

图 36-19　复位，调整好对接线

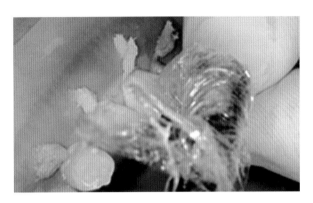

图 36-20　去除多余的流体树脂后，光照固化

8. 调𬌗并抛光（图 36-21 至图 36-23）。

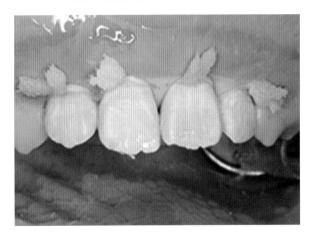

图 36-21　修复后即刻唇面像

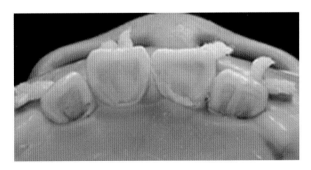

图 36-22　修复后即刻腭面像

127

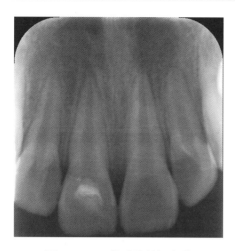

图 36-23 术后即刻根尖片

医 嘱

1. 11 行牙髓切断术，数日内冷热、咬合酸痛属于正常术后反应，若出现自发痛、夜间痛、牙龈肿痛、牙变色等症状则表明保髓失败，应及时复诊行根管治疗术。

2. 勿用患牙咬硬物，牙冠游离部分为树脂粘接，存在脱落可能，若牙冠脱落则考虑重新修复。

3. 麻药消散前勿进食，尽量少食用深色的食物和饮料。

4. 术后 1、3、6、12 个月常规复查。

病例小结

1. 复杂冠折是指牙釉质和牙本质折断且牙髓暴露。本病例由于外伤露髓，且牙髓暴露时间较短，因此选择了牙髓切断术，去除可能感染的冠髓部分，治疗全过程必须注意无菌操作，否则可造成牙髓感染，预后不良。由于活髓保存治疗的外伤牙，术后有并发髓腔和根管闭塞的可能，故复查时应注意根管是否发生钙化，必要时需行根管治疗，为将来利用牙根行永久修复做准备。

2. 复杂冠折通常牙体组织缺失较多，及时修复牙齿外形，保持外伤牙的三维间隙显得尤为重要。常见的修复方式有断冠粘接、美容树脂充填修复、贴面修复及全冠修复。本病例患者年龄小、牙体缺损较大，但完好保存了折断牙冠，因此选择了断冠粘接来修复缺损牙体。断冠粘接是一种过渡性治疗，待患者成年后改用其他永久性修复方法。传统的固位形有牙釉质斜面（enamel beveling）、牙本质内沟（internal dentine groove）、外部肩台（external chamfer）、唇面覆盖技术（over contour）4 种。断冠粘接时，可选用合适的固位形辅助固位。制作硅橡胶导板来辅助断冠复位，直接将断冠对接到外伤牙齿上；或者制备短斜面后再对接，这样可以让流体树脂更好地覆盖和衔接牙面。目前临床除了使用流体树脂以外，还可选用固体树脂、光固化树脂型水门汀等材料进行断冠粘接。本病例因断片对位良好，故未进行辅助固位。

3. 若患者前牙本无咬合接触则无需调𬌗。如患牙与对颌牙有咬合接触，则需对患牙或对颌牙进行调磨，避免造成咬合创伤。

（周子凌　李景仪）

病例 37 恒牙根折

患者，女，9岁。

主 诉

上前牙外伤伴异常松动 2h。

病 史

现病史 2h 前患儿意外摔倒致上前牙外伤松动，无头晕、恶心、呕吐，偶有咬物不适感，现来我科就诊。

既往史 否认全身系统性疾病史，否认药物过敏史。

家族史 否认家族遗传病史。

检 查

11 牙冠完整，检查未见明显异常。21 牙冠完整，未见明显移位，Ⅱ度松动，叩痛（+），轻度早接触。牙龈未见明显异常（图 37-1 至图 37-3）。CBCT 显示：11、21 根尖孔未闭合，Nolla 9 期，21 根尖 1/3 见横向折裂线，根尖未见明显暗影，未见牙槽骨骨折（图 37-4）。

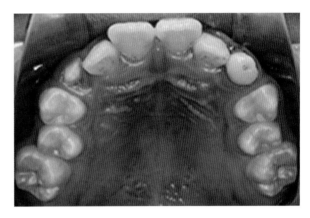

图 37-2 术前上颌𬌗面像

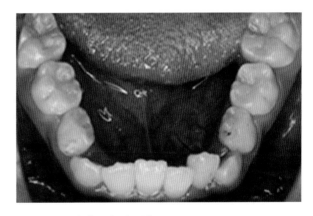

图 37-3 术前下颌𬌗面像

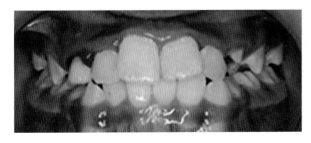

图 37-1 术前口内正面𬌗像

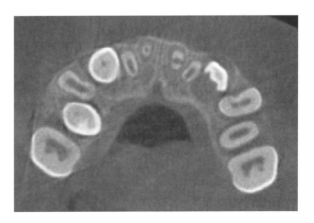

图 37-4 术前 CBCT

诊　断

21 根折（根尖 1/3 折）。

●诊断要点

1. 前牙有外伤史，临床检查：21 牙冠未见明显异常，牙齿Ⅱ度松动，叩痛（＋）。

2. CBCT 显示：21 根尖 1/3 根折。

治疗计划

21 弹性固定，抬高后牙咬合，定期复诊，观察牙髓、根尖周组织和牙周组织状况。告知患儿家长：患牙可能出现疼痛、肿胀等症状，若出现应及时复诊行牙髓治疗，必要时拔除患牙。

治疗过程

1. 麻花丝弹性固定：上开口器，慢速手机小毛刷清洁 53~22 牙面，截取一定长度的麻花丝并按照牙弓形态予以弯制，隔湿，酸蚀，涂布粘接剂，流动树脂与麻花丝固定，去除多余树脂，抛光（图 37-5，图 37-6）。

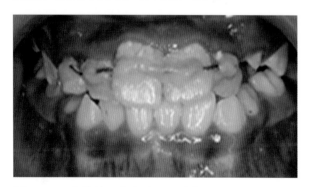

图 37-5　麻花丝固定术后正面𬌗像

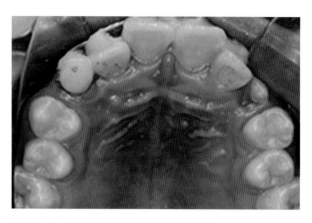

图 37-6　麻花丝固定术后上颌𬌗面像

2. 下颌可摘式𬌗垫抬高后牙咬合，解除前牙区咬合创伤（图 37-7）。

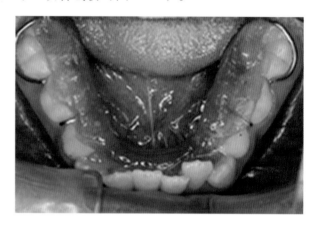

图 37-7　下颌可摘式𬌗垫抬高咬合

3. 定期复诊，观察有无牙髓症状及折断线处愈合情况，若发生根尖周病变，及时行牙髓处理（图 37-8 至图 37-11）。

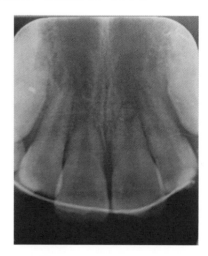

图 37-8　术后 2 周 X 线片

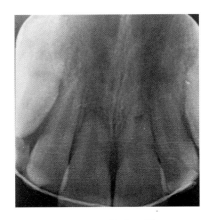

图 37-9　术后 1 月

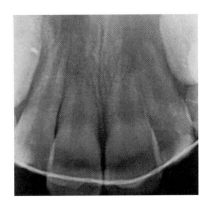

图 37-10　术后 2 月

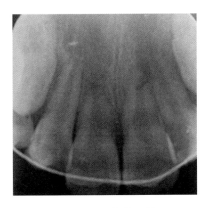

图 37-11　术后 3 月

4.3 个月后复诊，临床及影像学检查未见明显异常，拆除固定装置，牙面抛光（图 37-12，图 37-13）。

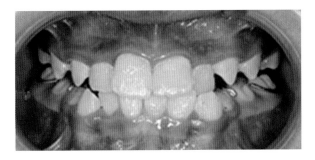

图 37-12　拆除固定后正面殆像

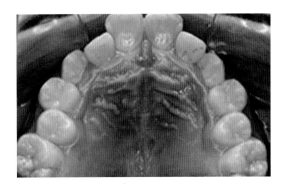

图 37-13　拆除固定后上颌殆面像

医　嘱

1. 保持口腔卫生。

2. 禁用前牙咬硬物。

3. 定期复查，观察牙髓及牙周组织状况，若出现肿痛、牙变色等症状，应及时复诊行根管治疗术或制定进一步治疗计划。

病例小结

1. 根折是指牙在突发外力作用下发生根部折断，常根据折裂线发生部位分为：根颈 1/3 折，根中 1/3 折及根尖 1/3 折。影像学检查是诊断根折的重要方法，本病例通过 CBCT 显示，可见清晰的根尖 1/3 横向折裂线，是诊断的主要依据。

2. 根尖 1/3 折断，由于患牙不容易发生感染，往往预后较好，如果临床无明显松动且无咬合干扰，则定期观察即可；若有明显松动，与对颌有咬合干扰，需要对患牙行弹性固定 1 个月，并降低咬合，定期观察牙髓、牙周组织及断面愈合情况，若出现疼痛，肿胀等不适感，随即复诊，制定进一步治疗计划。本病例因 21 Ⅱ度松动且伴有轻度早接触，故采取弹性固定，并佩戴后牙殆垫，避免患牙咬合创伤。考虑到 21 为年轻恒牙，并且稍前突，为避免意外二次外伤以及过早承担咀嚼力不利于愈合，故观察 3 个月后，患牙无异常，才拆除固定装置。

（高磊　吴礼安）

病例 38 | 恒牙牙震荡

患者，男，8岁。

主 诉

上前牙外伤后咬物稍有不适1d。

病 史

现病史 1d前患者不慎碰撞上前牙，咬物稍有不适，无冷热刺激敏感，无自发痛、夜间痛，曾于外院就诊并进行牙科CT检查，今来我院就诊。

既往史 否认全身系统性疾病史，否认药物过敏史。

家族史 否认家族遗传病史。

检 查

11、21牙齿无折裂或缺损，牙龈未见明显异常，叩痛（+），冷热刺激痛（-），无明显松动及移位（图38-1，图38-2）。自带CBCT显示：11、21发育至Nolla 8期，未见根折影像，根尖周及牙周膜间隙未见明显异常（图38-3，图38-4）。

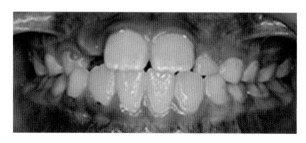

图38-1 术前正面殆像

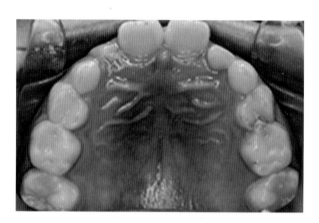

图38-2 术前上颌殆面观

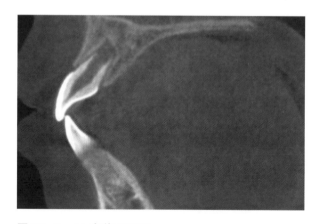

图38-3 11术前CBCT

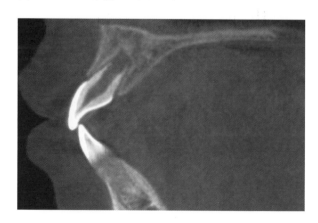

图38-4 21术前CBCT

诊　断

11、21 牙震荡。

● **诊断要点**

1. 牙外伤史，牙齿无折裂或缺损。

2. 患牙对咬合压力敏感，叩诊疼痛。

3. 无明显松动，无移位。

4. X 线片显示根尖周、牙周膜间隙无明显异常，轻度增宽。

治疗计划

制作并佩戴下颌殆垫 2 周，使患牙得到休息，有利于损伤的牙周组织恢复。告知患者家长：当出现牙齿疼痛、牙齿变色、叩痛或牙龈肿痛时应及时复诊行牙髓治疗。

治疗过程

1. 清洁口腔，藻酸盐印模材取模，灌注超硬石膏，选取厚度为 1.5mm 的硬质透明膜片压制下颌全牙列殆垫（图 38-5）。

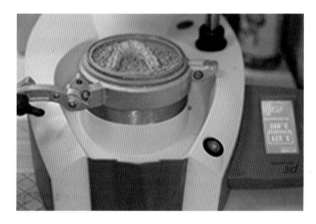

图 38-5　制作压膜

2. 沿龈缘位置剪除多余部分，打磨抛光。前牙区（32~42）磨开，以打开前牙咬合，防止咬合创伤（图 38-6）。

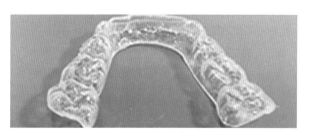

图 38-6　下颌压膜殆垫

医　嘱

1. 勿用前牙咬硬物，保持口腔卫生。

2. 若出现自发痛、夜间痛、牙龈肿痛、牙变色等症状则提示可能发生了牙髓病变，应及时复诊处理。

3. 术后 1、3、6、12 个月复诊。

病例小结

1. 牙震荡是指牙齿突然受到外力的撞击后，单纯地造成牙周膜组织的轻度损伤。牙周膜可出现充血和水肿，牙髓血供可能受到一定影响。牙震荡通常无牙体组织缺损或折断，有时伴有牙釉质裂纹，牙齿不松动。

2. 牙齿外伤致牙震荡后应在术后 1、3、6、12 个月定期复查，复查时注意观察患牙的牙根发育状况、牙髓状态以及是否出现牙根吸收等。复查时若牙冠颜色改变，X 线片显示根尖周异常，说明牙髓已坏死应及时进行牙髓治疗，即根尖诱导成形术、牙髓血运重建术或根管治疗术。通常而言，年轻恒牙牙震荡后发生牙髓并发症和根吸收的情况较少见，偶见表浅性吸收，常可自愈。

3. 值得注意的是，牙震荡是所有外伤牙都可伴发的损伤，牙震荡对牙周组织和牙髓组织造成的损伤不一定比其他类型牙外伤轻，其预后与患牙受伤的外力强度和方向，以及牙根发育程度有很大关系。

（高磊　滕蕊）

病例 39 恒牙半脱出

患儿，男，8岁。

主 诉

上前牙外伤后松动、脱出5h。

病 史

现病史 5h前患儿放学路上被自行车撞倒，上前牙着地后受伤，松动、疼痛明显，口内有渗血；患儿神志清醒，曾于附近诊所就诊并行CBCT检查，因诊所医师无法处理，现前来我院就诊。

既往史 否认全身系统性疾病史，否认药物过敏史。

家族史 否认家族遗传病史。

检 查

上颌牙列拥挤，11、21腭侧移位，牙龈撕裂、唇系带撕裂，有渗血。11牙冠近中切角缺损，探痛（-），冷刺激痛（-），叩痛（+），Ⅰ度松动；21较11伸长约3mm，牙冠完整，探痛（-），冷刺激痛（-），叩痛（+），Ⅱ度松动，牙龈有渗血（图39-1，图39-2）。

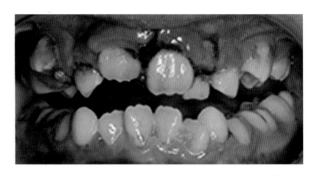

图39-1 术前口内正面像

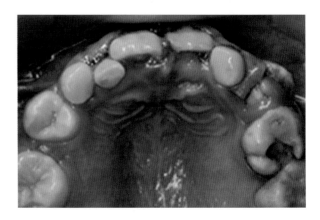

图39-2 术前上颌𬌗面像

辅助检查

外院全口牙位曲面体层片及CBCT示：11、21腭侧牙周膜间隙增宽，牙根发育未完成，根尖呈喇叭口状（Nolla 7期），唇侧牙槽骨骨折（图39-3，图39-4）。

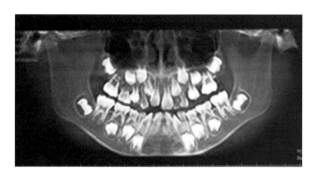

图 39-3　全口牙位曲面体层片

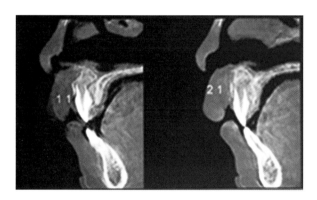

图 39-4　CBCT 显示：唇侧牙槽骨骨折

诊　断

1. 11、21 牙齿部分脱出。

2. 11、21 唇侧牙槽骨骨折。

3. 上唇系带撕裂伤。

4. 牙龈撕裂伤。

● **诊断要点**

1. 外伤病史。

2. 临床检查见牙冠伸长、腭侧移位，影像学检查见腭侧牙周膜间隙增宽明显，唇侧牙槽骨骨折。

治疗计划

11、21 复位 + 麻花丝、树脂夹板固定术。

告知患者家长：11、21 松动，需固定并定期复查。由于 11、21 牙根发育未完成，年轻恒牙的牙髓愈合能力较强，有可能保存活髓，但日后可能出现牙根弯曲，牙髓坏死等

不良后遗症，患者家长同意该治疗方案。

治疗过程

1. 术区消毒，在 11、21 对应前庭沟黏膜处行 4% 阿替卡因肾上腺素局部浸润麻醉，用指腹轻柔地将 11、21 尽量复位到原来位置（图 39-5）。

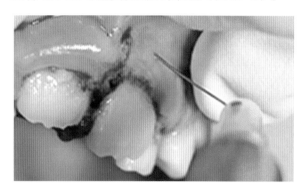

图 39-5　11、21 局部浸润麻醉

2. 清创缝合，用 3% 过氧化氢液和生理盐水交替冲洗创面，吸干后，用外科可吸收缝线对唇系带及附着龈撕裂处进行单纯间断缝合（图 39-6，图 39-7）。

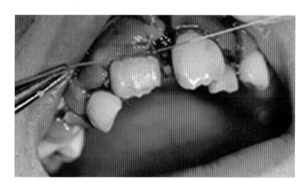

图 39-6　清创缝合

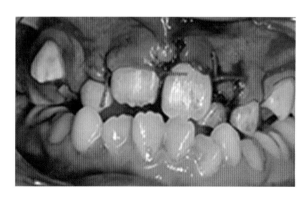

图 39-7　清创缝合后正面像

3. 手指固定 11、21，清洁 14、53、11、21、62、63、24 牙面，去除渗血及牙面软垢（图 39-8）。

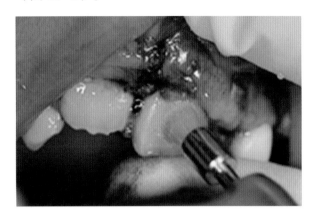

图 39-8　牙面清洁

4. 根据患儿牙弓形态预先弯制一段麻花丝，长度为两尖牙间的牙弓长度。

5. 酸蚀 14、53、11、21、62、63、24 牙面 30s，流动水冲洗 15s，吹干，涂布粘接剂，光照（图 39-9 至图 39-12）。

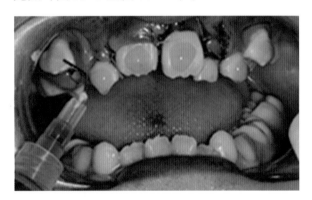

图 39-9　酸蚀剂酸蚀牙面

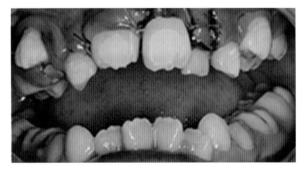

图 39-10　吹干牙面至呈现白垩色

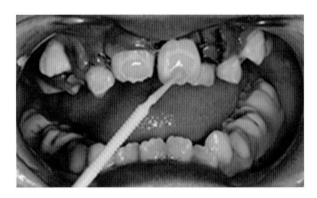

图 39-11　涂布粘接剂

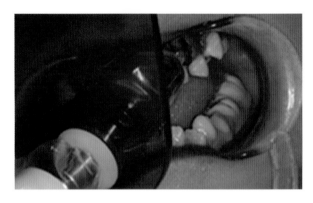

图 39-12　光照固化

6. 在 14、53、11、21、62、63、24 涂布粘接剂的相应牙面处挤出少量流体树脂（图 39-13）。

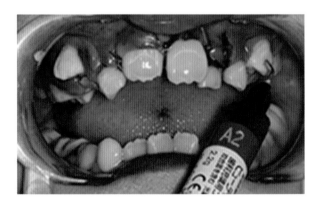

图 39-13　挤出少量流体树脂于牙冠表面

7. 流体树脂覆盖预先弯制的麻花丝的一端，光照固定。重复上述操作，在对应牙面上覆盖流体树脂，逐步固定整个不锈钢丝。光照固化时注意复位 11、21（图 39-14 至图 39-17）。

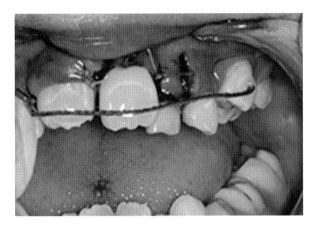

图 39-14　比对不锈钢丝是否与弓形匹配

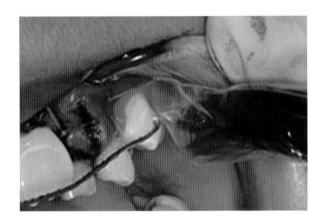

图 39-15　光照单端牙以固定不锈钢丝

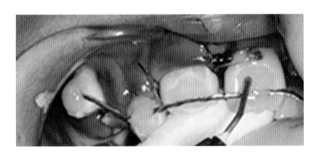

图 39-16　牙面再补充流体树脂加固

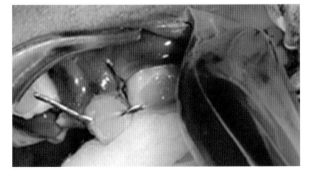

图 39-17　逐个牙光照固化

8. 调𬌗，避免咬合创伤（图 39-18）。

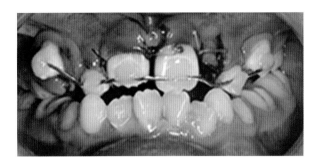

图 39-18　术后正面观

医　嘱

1. 注意保护松牙固定装置（维持 4 周），期间切勿使用上前牙咬硬物。

2. 11、21 牙根尚未发育完成，牙髓愈合能力较强，有可能保存活髓，使牙根继续发育，但需定期复查以评估牙髓活力、观察牙根发育情况。若数月内出现冷热敏感、咬合痛、自发痛、夜间痛、牙龈肿痛、牙变色等症状则表明牙髓可能存在炎症，需改行牙髓治疗。

3. 注意保持口腔卫生及牙面清洁，有利于牙周组织损伤的恢复，避免牙齿脱矿或龋齿的发生。

病例小结

1. 牙受外力作用而脱离牙槽窝者称为牙脱出。由于外力的大小和方向不同，牙脱出的表现和程度不一，轻者可出现异常松动，但无移位，称为亚脱位；重者偏离牙槽窝，称为部分脱出或侧向移位；严重者可完全离体，称为全脱出。部分脱出时，牙齿部分脱离牙槽窝，明显伸长，常伴有牙齿的明显松动和叩痛。可造成牙周膜组织与牙髓组织的损伤，包括牙周膜纤维的断裂、水肿和出血，牙髓血供受损等。部分脱出是脱位性损伤中发生率最高的类型，常与牙冠折断同时存在。

2. 弯制麻花丝时要注意尽可能与牙弓弧度

相匹配，避免给外伤牙施加外力。固定后患牙需保持一定的生理动度，否则易发生根骨粘连，因此需采用弹性固定，选用如正畸托槽＋不锈钢丝，预成钛链，复合树脂高强纤维＋复合树脂等作为固定夹板。夹板粘接固定时，应适当离开牙龈，尽量放置于牙面中1/3，以减少对牙龈的刺激，如果牙龈撕裂严重，或牙齿萌出不全时，可考虑放置在牙冠切1/3。此外，夹板表面应尽量光滑，避免损伤口腔黏膜，利于牙齿清洁和口腔卫生维持。

3. 常用的固定单位是1个外伤牙＋两侧各1个正常邻牙构成的3牙固定单位，临床中根据外伤牙位和邻牙情况会有所变化，如果邻牙是刚萌出的年轻恒牙，或处于牙根吸收期的乳牙，需要增加支抗牙数，甚至利用磨牙以加强固定。

4. 牙外伤部分脱出时，多数情况下会出现咬合创伤，可通过调𬌗来解除。但如果患儿本身咬合状态欠佳，如错𬌗畸形、深覆𬌗等，此时不适合调𬌗，而是需要做全牙列𬌗垫以抬高咬合，使患牙脱离咬合接触。本病例部分脱出较明显，咬合较紧，需制作下颌全牙列𬌗垫，并磨除下前牙区切端部分，从而避免与上颌外伤牙接触以解除咬合创伤。

（周子凌　李景仪）

病例 40　恒牙挫入

患者，女，7岁。

主　诉

上前牙外伤伴牙齿变短 5d。

病　史

现病史　5d 前患儿意外摔倒，无头晕、恶心、呕吐，随后感觉牙齿不适，牙变短，疼痛，今来我科就诊。

既往史　否认全身系统性疾病史，否认药物过敏史。

家族史　否认家族遗传病史。

检　查

前牙区牙列拥挤，11 牙冠完整无移位，叩痛（＋），不松动。21 牙冠完整，不松动，较相邻牙切缘约短 4mm，叩痛（＋），龈缘未见明显出血（图 40-1，图 40-2）。X 线检查显示：11、21 牙根发育约 2/3（Nolla 8 期），未见明显根折影像，21 根尖周牙周膜间隙消失（图 40-3）。

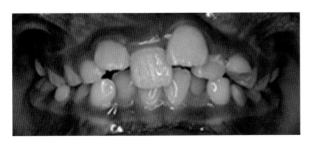

图 40-1　术前口内正面殆像

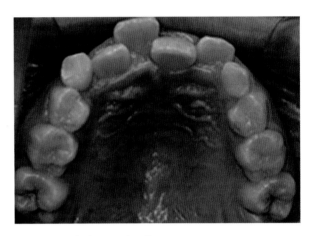

图 40-2　术前上颌殆面像

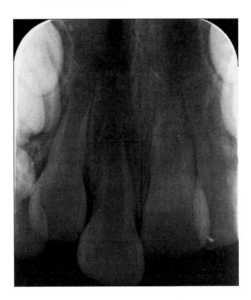

图 40-3　术前根尖片

诊　断

1. 21 挫入。
2. 11 牙震荡。

●**诊断要点**

1. 21外伤史，挫入、切端较相邻牙短，无明显松动。

2. 11牙冠完整，无明显移位，不松动，叩痛（+）。

3. X线显示：11牙根及根尖周未见明显异常，21牙根与牙槽骨之间牙周膜间隙消失。

治疗计划

1. 定期观察11、21牙髓状况和21萌出情况，告知家长若21不能自行萌出，可考虑外科复位或正畸牵引；若出现牙根吸收、牙齿变色等，则需行牙髓治疗，必要时考虑拔除患牙后间隙保持。

2. 11调𬌗，消除𬌗干扰，患儿家长知情同意并予以签字。

治疗过程

1. 定期复诊，可见21逐步自行萌出且整齐排列于牙弓内（图40-4，图40-5）。

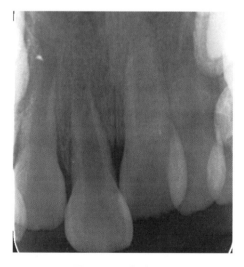

图40-4　术后2周

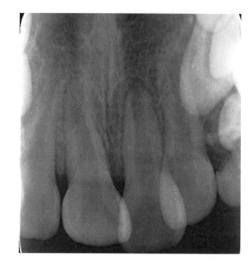

图40-5　术后3个月

2. 术后3个月可见21基本萌出至正常位置（图40-6，图40-7）。

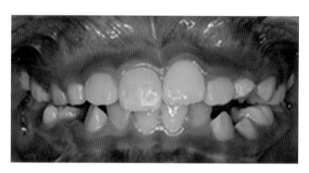

图40-6　术后3个月复诊正面𬌗像

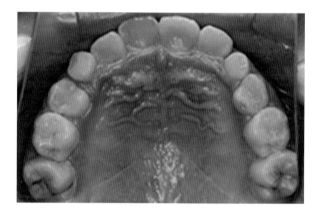

图40-7　术后3个月复诊上颌𬌗面像

医　嘱

1. 保持口腔卫生，勿用前牙咬硬物。

2.定期复查，观察牙齿萌出以及牙髓和牙周组织状况。

3.不适随诊。

病例小结

1.牙挫入是指当牙齿受外力后，牙齿沿牙长轴方向嵌入牙槽骨中。临床上通常可见牙冠较邻牙变短甚至看不见牙冠，需仔细询问患儿和家长外伤前患牙的位置，有助于检查和诊断。牙齿挫入累及牙齿硬组织、牙周膜、牙髓和牙槽骨等，是牙外伤中损伤最严重的类型之一。

2.牙挫入通常可造成牙龈出血、根尖周血管撕裂、牙髓血供受阻、牙髓坏死等。X线示牙齿向根尖方移位，根尖区牙周膜间隙和硬骨板影像消失。但对于年轻恒牙，由于其根尖血运丰富，血管愈合能力较强，在牙周组织损伤不严重的情况下有可能自行萌出，所以本病例首选让其自行萌出的方法，定期观察牙髓和根尖周情况，而未强行拔出挫入的牙齿，从而避免再次损伤牙周组织。如观察4周左右仍没有再萌出的迹象，牙齿生理动度降低，应及时采取正畸牵引的方法，用轻柔的力量拉出该牙，避免发生牙齿固连。

3.由于牙齿移位性损伤通常伴有根尖－牙髓血管的严重变形或断裂，对于移位严重的或牙根发育基本完成的患牙，除了可能发生牙髓坏死，还可能出现牙根外吸收或替代性吸收。X线片上出现牙根外吸收或替代性吸收时，可考虑摘除牙髓，用氢氧化钙类药物根管封药，延缓或防止牙根吸收。

（高磊　吴礼安）

病例 41 | 恒牙全脱出

患者，女，11岁。

主 诉

上前牙意外摔伤脱落 4h。

病 史

现病史　4h 前患儿意外摔倒致上前牙松动脱落，无头晕、恶心、呕吐，现来我科就诊。

既往史　否认全身系统性疾病史，否认药物过敏史。

家族史　否认家族遗传病史。

检 查

21、22 牙根完全暴露，牙冠向腭侧翻转，牙槽窝空虚，见血凝块覆盖，仅腭侧牙龈与牙根附着，Ⅲ度松动；21、22 牙冠均完整，牙龈撕裂，出血明显；63 缺失，11 未见明显异常，叩痛（+），不松动（图 41-1）。

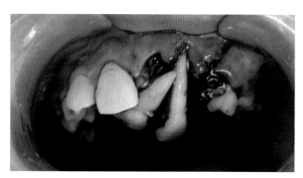

图 41-1　初诊口内像

诊 断

1. 21、22 全脱出。
2. 11 牙震荡。
3. 牙龈撕裂。

●诊断要点
1. 前牙外伤病史。
2. 21、22 牙根完全暴露，牙槽窝空虚。
3. 11 牙体未见明显损伤，叩痛（+）。

治疗计划

1. 21、22 行再植术＋松牙固定术。
2. 清创缝合术。
3. 21 根管治疗术；定期观察 11、22 牙髓活力，必要时行根管治疗术。

治疗过程

1. 术区清洁消毒，4% 阿替卡因肾上腺素注射液局部麻醉下 22 直接复位（图 41-2）。

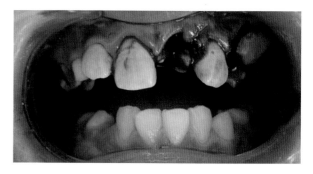

图 41-2　22 直接复位

2. 21 因根尖完全游离于牙槽窝外,直接复位困难,故拔出后意向再植(图 41-3 至图 41-5)。

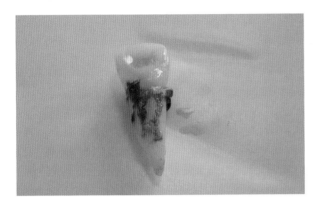

图 41-3 21 舌侧

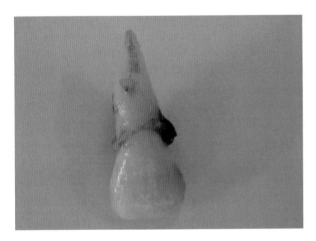

图 41-4 21 唇侧

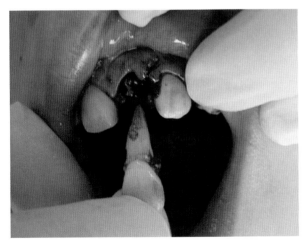

图 41-5 意向再植 21

3. 上颌前牙粘接正畸托槽,不锈钢丝固定,缝合牙龈,上牙周塞治剂,下颌制作可摘式𬌗垫,抬高咬合,避免前牙区早接触(图 41-6)。

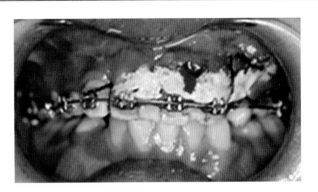

图 41-6 固定,缝合并上牙周塞治剂

4. 术后 10d 复诊,拆线,去除牙周塞治剂,21 行根管治疗术(图 41-7,图 41-8)。

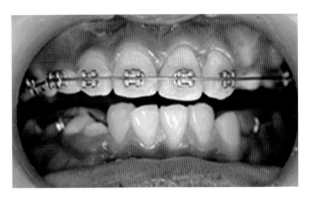

图 41-7 术后 10d 口内像

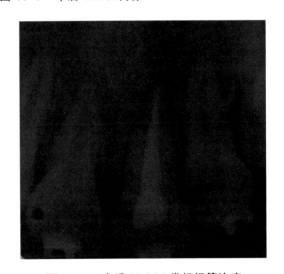

图 41-8 术后 10d 21 常规根管治疗

5. 术后 1 个月拆除固定装置,术后 1 年复诊,患儿无不适,牙齿及牙龈未见明显异常,22 根尖周有低密度影(图 41-9,图 41-10),由于没有症状和体征,患儿家长希望继续观察,暂缓 22 根管治疗。

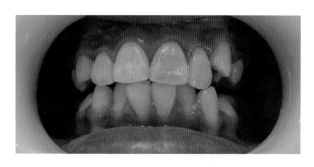

图 41-9　术后 1 年口内像

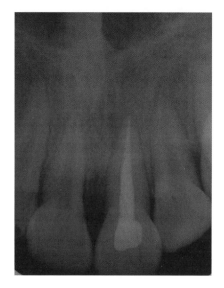

图 41-10　术后 1 年 X 线片

医　嘱

1. 注意口腔卫生，口服抗生素 1 周。
2. 禁用患牙切咬食物。
3. 定期复查，观察 22 牙髓及牙周组织状况，若出现肿痛、牙变色等症状，应及时复诊行根管治疗术。

病例小结

1. 牙全脱出是指牙在外力作用下完全脱出牙槽窝，造成牙周膜撕裂，牙槽骨损伤及牙髓组织血供中断的一类涉及牙髓、牙周等多种组织的损伤。对于全脱出的牙齿，应当尽可能保护根面的牙周组织活力，且尽快行牙再植术，这是治疗成功的关键。

2. 牙再植术是将脱位牙重新植入牙槽窝的操作过程。对于牙根未发育完成、根尖孔呈开放状态的年轻恒牙，一旦脱出，及时再植后牙髓血运有可能重建、活力恢复，年轻恒牙再植可定期观察其牙髓状况，必要时行牙髓治疗；而对于牙根已发育完成的脱出牙，其牙髓活力很难恢复，几乎都发生牙髓坏死，通常在再植后 7~10d 行根管治疗术，以便更好地控制感染。

3. 牙齿植入牙槽窝后应立即采用弹性夹板固定，即采用正畸结扎丝与复合树脂粘接、预成钛链或玻璃纤维束与复合树脂粘接、正畸托槽与弹性唇弓等固定患牙，保持再植牙的正确位置且有一定的生理动度，为外伤牙创造最佳的愈合条件。对于不同再植时间，弹性夹板固定时间也不同：①即刻再植：牙齿完全脱出后在外伤发生现场立即植回牙槽窝，弹性夹板固定 2 周；②及时再植指将脱出牙保存在口腔前庭，60min 内植入牙槽窝，或将脱出牙保存在牛奶、生理盐水、Hanks 平衡液及其他适宜的保存液中，并于 24h 内再植均被认为是及时再植，弹性固定后 2~3 周拆除夹板；③完全脱出牙齿未能保存在适宜的保存液中并且离体时间超过 60min，或保存在适宜的保存液中但离体时间超过 24h，均为延期再植。即使是延期再植，就诊后也应尽早将牙齿植入牙槽窝内。牙再植术后约 2~4 周拆除夹板。术后 1、3 个月进行复查，半年后根据之前复查情况每 3 或 6 个月复查 1 次。再植牙应该至少接受 2~3 年的随访。

（高磊　吴礼安）

病例 42 牙槽骨骨折

患者，男，7岁。

主 诉

下前牙外伤伴牙齿松动异常4h。

病 史

现病史 4h前患儿不慎摔倒致下前牙移位、松动，无头晕、恶心和呕吐症状，今来我科就诊。

既往史 否认全身系统性疾病史，否认药物过敏史。

家族史 否认家族遗传病史。

检 查

11、21即将萌出，牙体未见明显异常，对应牙龈挫裂伤，龈缘渗血，有较多软垢。31、41牙冠完整，舌侧移位，Ⅱ度松动，牙龈淤血、红肿，对应口底黏膜可见挫裂伤，渗血明显（图42-1至图42-3）。CBCT检查：11、21牙根发育2/3，牙囊骨壁完整，未见明显根折；31、41舌向部分脱出，根尖孔未闭合（Nolla 9期），未见明显根折，但见牙槽突骨折，唇舌侧完全离断（图42-4）。

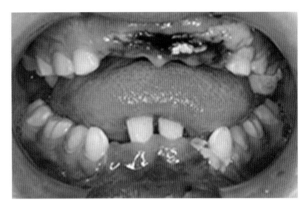

图42-1 术前口内正面像

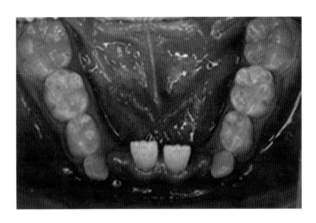

图42-2 术前下颌殆面像

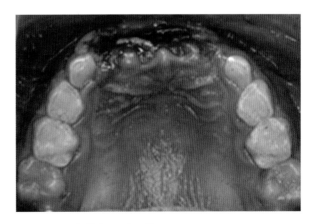

图42-3 术前上颌殆面像

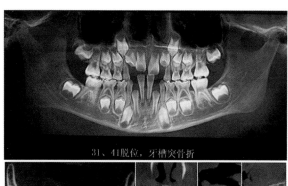
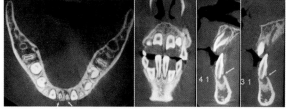

图 42-4　CBCT 检查

诊　断

1. 31、41 侧向移位。
2. 下颌前牙区牙槽骨骨折（粉碎性）。
3. 11、21 牙龈挫裂伤。
4. 口底黏膜挫裂伤。

●诊断要点

1. 31、41 外伤病史，牙冠完整，舌侧移位，Ⅱ度松动，对应口底黏膜可见挫裂伤，渗血明显。

2. CBCT 检查：31、41 舌向部分脱位，未见明显根折，但可见牙槽骨骨折。

治疗计划

1. 31、41 复位术 + 松牙固定术。

2. 告知患儿家长：定期观察患牙牙髓及牙周组织状况，如出现疼痛、肿胀等症状，应及时就诊。

治疗过程

1. 术区消毒，4% 阿替卡因肾上腺素注射液局部麻醉下行 31、41 复位，软组织清创缝合，下颌牙齿（36、75、74、73、31、41、

83、84、85、46）正畸托槽 + 不锈钢丝固定（图42-5）。

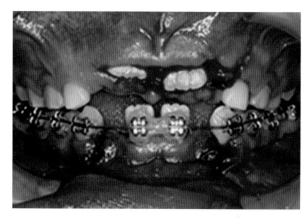

图 42-5　正畸固定

2. 术后 1 周复诊，拆除缝合线（图 42-6）。

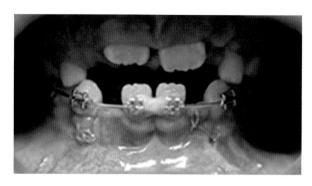

图 42-6　拆线

3. 术后 1 个月可见下颌骨骨膜成骨，41 舌侧骨折线清晰可辨（图 42-7）。

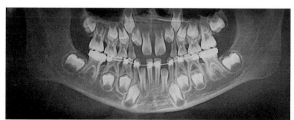
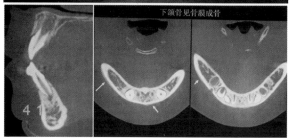

图 42-7　CBCT 显示下颌骨骨膜成骨

4. 术后 3 个月，拆除固定，抛光。CBCT 显示 31、41 牙根未见明显异常，下颌颏部唇

侧及右下颌骨体部颊侧可见少许骨膜反应（图42-8，图42-9）。

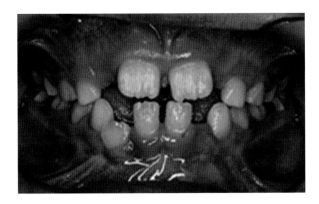

图 42-8　拆除固定口内像

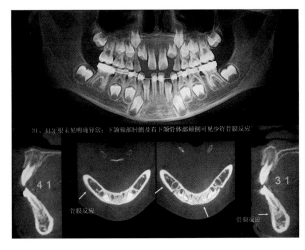

图 42-9　CBCT 检查：见新骨形成

医　嘱

1. 保持口腔卫生。

2. 禁用患牙咬食物。

3. 定期复查，观察牙髓及牙周组织状况，若出现肿痛、牙变色等症状，应及时复诊制定进一步治疗计划。

病例小结

1. 牙槽骨骨折以上颌前部较多见，也可上、下颌同时发生。常伴有唇与牙龈的撕裂与肿胀。骨折片有明显的动度，摇动伤处 1 颗牙时，可见骨折牙槽段上几颗牙一起移动。由于骨折片移位，常发生咬合错乱。如外力来自颊部，也可造成后牙的牙槽骨骨折，如发生在上颌，还可同时伴有腭部骨折或上颌窦损伤。

2. 牙槽骨骨折的治疗原则包括骨折片的复位、固定、观察外伤牙牙髓活力及骨折愈合情况等。局部麻醉下将牙槽突骨折片与牙齿复位到正常解剖位置，利用骨折处邻近的正常牙齿，采用牙弓夹板、金属丝结扎或正畸托槽方丝弓等方法固定，其固定需跨过折裂线以外 2~3 个牙位。因牙槽骨骨折很可能损伤骨折区患牙牙髓的血液供应而导致牙髓坏死，故需定期观察患牙的牙髓状况，如有必要，应进行相应的牙髓治疗，使之不影响骨折的愈合，牙槽窝骨壁骨折或牙槽窝碎裂因伴有牙齿脱位性损伤，其治疗原则与牙齿脱位性损伤一致，牙槽骨骨折去除固定装置后需继续观察骨折愈合情况。

3. 国际牙外伤协会指南建议牙槽骨骨折固定时间为 1 个月，但是本病例我们选择固定了 3 个月，主要从以下 3 个方面考虑：①本病例处于混合牙列期，折裂线处 32、42 未萌出口内，固定难度大，固位效果不佳；②下前牙唇侧牙槽骨粉碎性骨折，过早拆除后牙齿稳定性不足；③ 31、41 牙根未发育完全，适当延长固定时间不易造成牙齿固连。

（高磊　吴礼安）

第六部分

儿童口腔外科治疗 ◀

病例 43　滞留乳牙拔除术

患者，男，6岁。

主　诉

下前牙区新牙萌出、乳牙未脱落5d。

病　史

现病史　5d前家长无意中发现患儿下前牙区恒牙萌出，乳牙未脱落，出现双排牙现象，无明显不适，今来我院就诊。

既往史　否认全身系统性疾病史，否认药物过敏史。

家族史　否认家族遗传病史。

检　查

71、81切端磨耗明显，牙体完好，Ⅰ度松动，31、41继承恒切牙已于舌侧萌出，呈双排牙现象，牙龈未见明显异常。下前牙散在间隙，73~83唇舌侧色素（++），口腔卫生尚可（图43-1）。

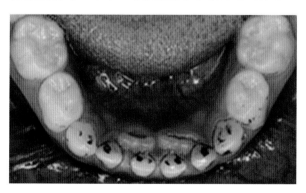

图43-1　术前下颌𬌗面像（双排牙）

诊　断

1. 71、81乳牙滞留。

2. 31、41恒切牙于舌侧萌出。

3. 下前牙色素沉着。

● **诊断要点**

1. 患儿6岁，已到71、81替换年龄。

2. 71、81舌侧可见继承恒牙萌出。

3. 73~83唇舌侧牙面色素沉着。

治疗计划

1. 71、81拔除术。

2. 口腔卫生宣教，定期复诊，必要时需早期正畸干预。

治疗过程

1. 71、81碘酒消毒，4%阿替卡因肾上腺素注射液行局部浸润麻醉（图43-2）。

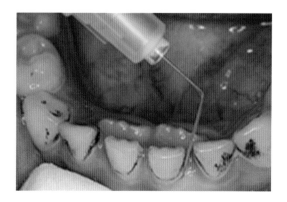

图43-2　局部麻醉

2. 分离牙龈，拔除滞留乳牙，咬棉条止血（图43-3，图43-4）。

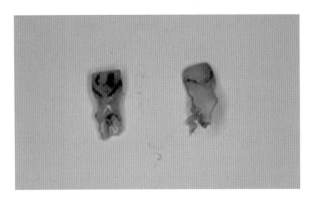

图43-3　拔出乳牙

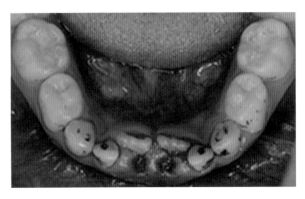

图43-4　术后即刻

医　嘱

1. 咬棉条30min止血。

2. 2h后方可进食，当日勿食过热食物；24h后方可刷牙漱口。

3. 麻药消散前勿咬唇、颊、舌；麻药消散后，拔牙区轻微疼痛属术后正常反应。

4. 每半年定期复查，必要时早期正畸干预。

病例小结

1. 乳牙滞留属牙齿脱落异常，指继承恒牙已萌出，乳牙未能按时脱落；或恒牙虽未萌出，已达替换年龄，仍保留在恒牙列中的乳牙。前者多与患儿饮食结构和习惯相关，如进食精细、少有切咬动作等；后者多与继承恒牙先天缺失、埋伏阻生、萌出潜力不足或全身因素有关，如佝偻病、侏儒症、外胚叶发育不全综合征、颅骨锁骨发育不全等。

2. 下颌乳切牙滞留可以发生于牙弓长度明显不足的患者，也可见于乳切牙间隙充足者。当下颌切牙出现"双排牙"现象时，建议尽早拔除滞留的乳切牙，切勿拔除舌侧萌出的恒切牙，一般不建议拔除其他邻近的乳牙。否则，可能会导致更严重的牙弓长度不足。本病例中，下前牙区有散在间隙，随着舌的运动和下颌骨的不断生长，恒切牙在滞留乳切牙拔除后通常自行唇向移动，排至牙列中。

3. 对于继承恒牙先天缺失的乳牙，其通常可在牙列中存留很长时间，并承担咀嚼功能，一般予以保留，但终究会脱落，不能期望使用终身。

4. 本病例，患儿下前牙见较多色素沉着，应嘱患儿及家长改善其饮食结构，加强口腔卫生保健，避免继承恒牙受累。

（滕蕊　武敏科）

病例 44 恒牙残冠拔除术

患者，女，12岁。

主诉

右上后牙咀嚼不适、咬合疼痛2年。

病史

现病史 2年前家长发现患儿右上后牙有洞，嵌塞食物，咀嚼不适，未曾治疗。近1个月患儿自觉右上后牙腐烂脱块，伴咬物疼痛，今来我院就诊。

既往史 否认全身系统性疾病史，否认药物过敏史。

家族史 否认家族遗传病史。

检查

恒牙列，口腔卫生欠佳，咬合关系基本正常。16残冠，近中龋坏至龈下，近中牙龈增生至龋洞内，可探及较大穿髓孔，牙龈息肉。洞内见大量软龋和食物残渣。16冷刺激痛（-），探痛（-），叩痛（+），Ⅰ度松动，牙龈缘红肿（图44-1，图44-2）。17已萌出，牙体完好无龋坏，牙面见较多软垢，牙龈正常（图44-2）。全口牙位曲面体层片示：16牙冠大面积低密度影，牙根发育完成，根尖周暗影；

17牙根发育基本完成；18牙冠发育接近完成，形态尚可，牙根尚未发育（图44-3）。

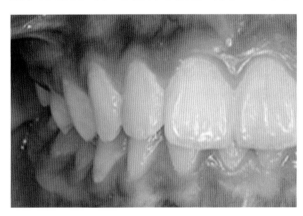

图44-1 术前口内像：咬合关系基本正常

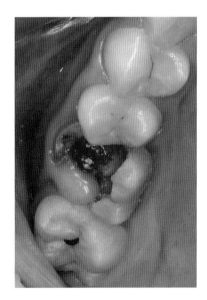

图44-2 16、17术前口内像

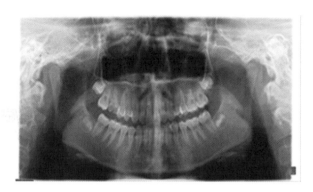

图 44-3　术前全口牙位曲面体层片

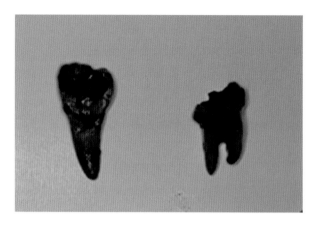

图 44-4　16 分根拔除

诊　断

16 残冠，根尖周炎。

● 诊断要点

16 牙体大面积缺损，叩痛，松动，牙龈息肉。

治疗计划

方案一：16 行根管治疗术 + 树脂修复术，待患儿成年后行全冠保护。告知家长：因患牙牙体破损严重，远期预后效果通常较差。

方案二：16 行拔除术。择期正畸治疗：前移 17 至 16 位置。18 通常将自行萌出至 17 位置，患者家长最终选择方案二。

治疗过程

1. 16 清洁牙面，碘酒消毒，4% 阿替卡因肾上腺素注射液局部浸润麻醉。分离牙龈，用快速手机近远中向分离牙根，逐个挺松颊侧牙根和腭根，根钳分别拔出（图 44-4）；拔牙创置入护创海绵止血，可吸收缝线缝合，咬棉条止血。

2. 1 个月后复诊，拔牙创愈合良好，间隙尚可。X 线片示 16 区牙槽骨高度、密度尚可（图 44-5）。转正畸科行 17 牵引前移。

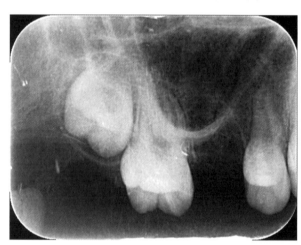

图 44-5　16 拔除术后 1 月

医　嘱

1. 咬棉条 30min 止血。

2. 2h 后方可进食，当日勿食过热食物。

3. 24h 后方可刷牙漱口。采用巴氏刷牙法饭后清洁牙齿。

4. 麻药消散前勿咬唇、颊、舌；麻药消散后，拔牙区轻微疼痛属术后正常反应。

5. 采用可吸收缝线缝合，无需拆线。

病例小结

1. 恒牙残冠、残根常见于第一恒磨牙，因为它是口腔内萌出最早，也是最容易发生龋坏且容易被家长忽视的恒牙。萌出后应及时行窝沟封闭预防龋病；若出现早期龋坏，应尽早治疗。但对于牙体缺损严重、保留难度大、远期效果不佳的第一恒磨牙，若患儿存在第三磨牙牙胚且发育正常，综合考虑远期治疗效果并结合患者实际情况，制定系统的治疗方案后可予以拔除。本病例中患儿已是恒牙列，咬合关系基本正常，无明显的牙列拥挤。16残冠，影像学检查显示18牙胚发育良好，因此设计拔除16后前移17，合理利用18这一治疗方案，以保持牙列的完整性。拔除16时，若17正在萌出，其可自行移动到16位置；若17已经萌出，则需要正畸辅助移动到16位置。

2. 第一恒磨牙拔除的时机，儿童第一恒磨牙拔除之后，最为期望的是：通过第二恒磨牙牙胚的近中向移位以替代拔除的第一恒磨牙。通常，对无法保留的第一恒磨牙拔除时机选择在8~9岁为宜。因为，此时通过X线片可显示①第二恒磨牙牙胚的牙冠刚发育形成，牙根尚未发育；②第二恒磨牙牙胚位置位于第一恒磨牙牙颈线龈方。处于此时，若拔除第一恒磨牙，第二恒磨牙即可向前、向近中移位，而后于第一恒磨牙位置萌出，无需采用正畸手段。本例患儿就诊时已12岁，第二恒磨牙已萌出，只可采用正畸牵引前移方式取代被拔除的第一恒磨牙，以维持正中𬌗的稳定关系。

3. 对于无第三磨牙牙胚的病例，应尽可能保留患牙至成年；若恒磨牙发生严重龋坏，无法修复保留而不得不拔除时，可考虑在拔牙后行可摘式间隙保持器维持近远中及垂直向间隙，便于患儿成年后行种植义齿或烤瓷桥修复。

（武敏科　吴礼安）

病例 45 | 萌出多生牙拔除术

患者，男，4岁。

主 诉

上前牙区萌出异常牙齿1枚4个月。

病 史

现病史 4个月前家长发现患儿上前牙内侧开始萌出牙齿一枚，逐渐变长变大，但呈锥形，无不适，今来我院就诊。

既往史 否认全身系统性疾病史，否认药物过敏史。

家族史 否认家族遗传病史。

检 查

乳牙列，口腔卫生可。51、61近中邻面龋坏成洞，未见明显软龋，61腭侧萌出锥形牙1枚，萌出高度约5mm，61无明显唇倾，正常生理动度，牙龈未见明显异常（图45-1）。全口牙位曲面体层片示：61区萌出多生牙重叠影像，牙根较长；51根端埋藏多生牙1枚，倒置，邻近11牙胚。51、61牙根完整未开始吸收，11、21牙冠发育约2/3（Nolla 4期）（图45-2）。

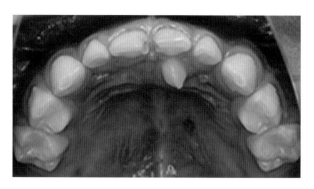

图45-1 术前口内像

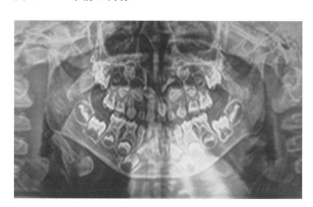

图45-2 术前全口牙位曲面体层片

诊 断

1. 61腭侧萌出多生牙。

2. 51根端埋藏多生牙。

3. 51、61龋坏。

● 诊断要点

1. 患儿尚未进入替牙期，61腭侧萌出形态异常牙齿。

2. 全口牙位曲面体层片显示上前牙区两枚多生牙。

治疗计划

1. 61 腭侧萌出多生牙拔除术。

2. 择期拔除 51 根端埋藏多生牙。

3. 择期行 51、61 龋齿充填修复或定期观察。

4. 定期复诊，观察 11、21 萌出状况，必要时早期正畸干预。

治疗过程

1. 术前器械准备，61 区碘酒消毒，4% 阿替卡因肾上腺素注射液局部浸润麻醉（图 45-3，图 45-4）。

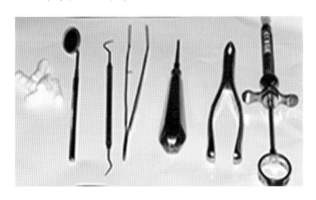

图 45-3　术前器械准备

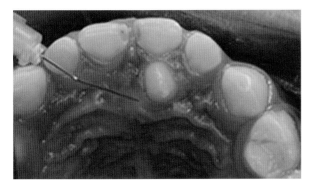

图 45-4　局部麻醉

2. 分离牙龈，挺松多生牙，拔除多生牙，咬棉条止血（图 45-5 至图 45-7）。

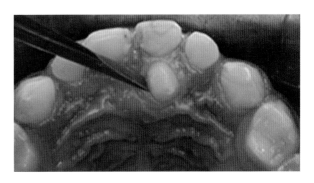

图 45-5　挺松多生牙

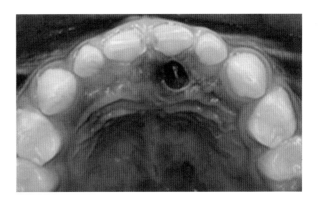

图 45-6　拔除多生牙

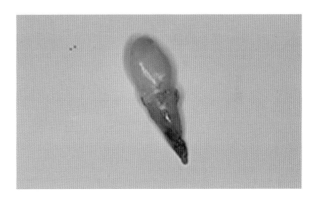

图 45-7　拔出的多生牙，牙根较长

医　　嘱

1. 咬棉条 30min 止血；2h 后方可进食，当日勿食过热食物；24h 后方可刷牙漱口。

2. 麻药消散前勿咬唇、颊、舌；麻药消散后，拔牙区轻微疼痛属术后正常反应。

3. 择期拔除 51 根端埋藏多生牙。每半年定期复查，必要时早期正畸干预。

病例小结

1. 多生牙属牙齿数目异常，是指超过正常牙数（乳牙 20 颗，恒牙 28~32 颗）以外的牙或口腔中出现的额外牙。

2. 多生牙可位于颌骨的任何部位，可萌出，也可埋藏于颌骨内。多见于上颌两颗中切牙之间，男性多于女性。

3. 多生牙常常导致正常恒牙发育和萌出障碍，如恒牙迟萌或阻生、牙根弯曲、牙齿移位或萌出方向改变，出现牙间隙、邻牙扭转等表现，甚至造成邻牙异常根吸收。

4. 萌出多生牙应及时拔除。当多生牙与正常牙形态相似，或牙根足够长而正常切牙存在牙根吸收或弯曲畸形时，可考虑拔除正常切牙而保留多生牙。但需综合考虑，必要时需多学科会诊。

5. 对于埋藏多生牙，如本病例中 51 根端倒置多生牙，考虑到患儿年龄较小，11 牙根尚未发育、与多生牙邻近，且多生牙位置较深，操作难度较大，术中可能会造成恒牙胚的损伤，因此建议待 11、21 牙根发育完成后择期拔除。

6. 临床发现或怀疑是萌出多生牙时，应及时拍摄 X 线片或 CBCT 以明确诊断，并确定多生牙的数目和位置。

（武敏科　周子凌）

病例 46 埋藏多生牙拔除术

患者，女，6 岁。

主 诉

口内多个牙有洞、嵌塞食物伴疼痛 1 年。

病 史

现病史　1 年前家长发现患儿口内多个牙齿有小黑洞，随后逐渐加重，偶有食物嵌塞不适，曾有咬合痛、自发痛；患儿不能配合治疗，今来我院就诊。

既往史　否认全身系统性疾病史，否认药物过敏史。

家族史　否认家族遗传病史。

检 查

混合牙列，口内多颗牙龋齿，其中 55~65 殆面、唇颊面、近远中邻面大量软龋，色棕黑，牙龈色、形、质未见明显异常，口腔卫生欠佳，咬合关系基本正常（图 46-1，图 46-2）。

CBCT 示：11、21 牙冠腭侧各 1 枚多生牙（S1、S2），倒置，埋藏，牙根较短，位于黏膜下，S1 紧贴 11 牙冠；11、21 发育约 Nolla 7 期，牙根发育不及 1/3（图 46-3）。

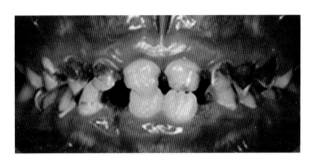

图 46-1　术前口内正面殆像：咬合关系基本正常

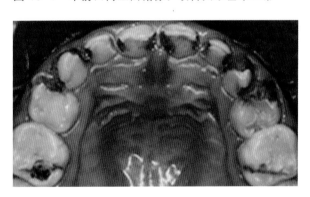

图 46-2　术前口内上颌殆面像

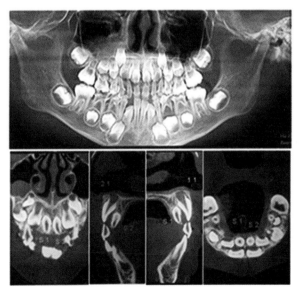

图 46-3　术前 CBCT

诊　断

1. 重度低龄儿童龋。

2. 11、21 腭侧埋藏多生牙。

● 诊断要点

1. 口内多颗牙齿有洞，色、形、质改变，并伴有咬合痛，自发痛史。

2. 影像学检查示：恒牙胚数量正常，11、21 腭侧两枚埋藏、倒置多生牙（S1、S2）。

治疗计划

静吸复合麻醉（全身麻醉）下：

口内龋齿综合治疗 + 埋藏多生牙拔除术。

告知家长：全身麻醉手术可能存在的风险，家长知情同意并在全身麻醉知情同意书上签字。

治疗过程

1. 全身麻醉下先行口内龋齿综合治疗。

2. 53~63 唇舌侧碘酒消毒，4% 阿替卡因肾上腺素注射液局部浸润麻醉；沿 53~63 腭侧龈沟连续切开（图 46-4），清洁术区；用小骨膜分离器翻瓣（图 46-5）。

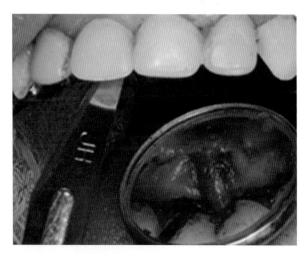

图 46-4　53-63 腭侧牙龈切开

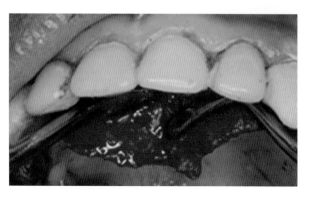

图 46-5　53-63 腭侧翻瓣

3. 翻起黏骨膜瓣，充分暴露两枚埋藏多生牙（S1、S2 部分位于黏膜下）（图 46-6）。

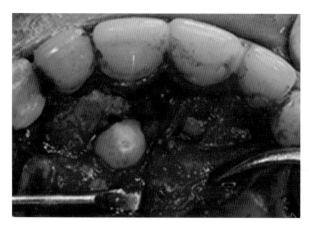

图 46-6　暴露埋藏多生牙

4. 挺松多生牙后，拔除两枚多生牙（图 46-7，图 46-8）。

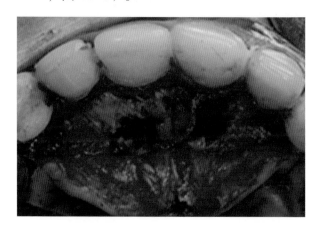

图 46-7　拔除多生牙

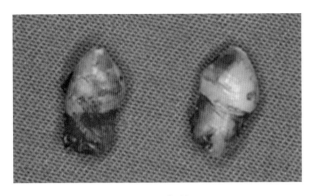

图 46-8　拔除的多生牙，牙根较短

5. 可吸收护创海绵置入拔牙创；准确对位牙龈瓣后，采用可吸收缝线间断缝合 53~63 区牙龈，清洁术区（图 46-9）；术后咬合关系基本正常（图 46-10）。

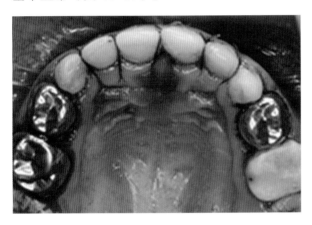

图 46-9　术后即刻缝合后上颌𬌗面像

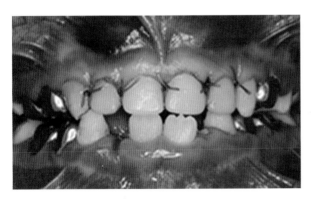

图 46-10　术后口内正面𬌗像：咬合关系基本正常

医　嘱

1. 全身麻醉术后常规医嘱。

2. 拔牙术后 2h 方可进流食，当日勿食过热食物；24h 后方可刷牙漱口。

3. 麻药消散前勿咬唇、颊、舌；麻药消散后，拔牙区轻微疼痛属术后正常反应。

4. 采用可吸收缝线缝合，无需拆线。

5. 术后每 3~6 个月定期复查。

病例小结

1. 埋藏多生牙：对于埋伏的多生牙，是否应尽早拔除尚有争议，这与多生牙的位置及危害程度、相邻恒牙牙根的发育状况、患儿的配合程度、手术的难度，以及术者的诊断和操作技术水平均有关。如果影响恒牙的发育、萌出及排列，在不损伤恒牙胚的情况下应尽早拔除；若不影响恒牙胚发育和萌出，可等恒牙牙根发育完成后再拔除。本病例中，因患儿不配合，在全身麻醉下行龋齿综合治疗，考虑到两枚倒置埋藏多生牙位置较浅，手术难度较小，不易伤及恒牙胚，且多生牙可能会对正在发育萌出的 11、21 造成影响，因此同期行多生牙拔除术，避免患儿二次麻醉及手术。

2. 拔除埋藏多生牙后，当恒牙牙根发育大于 2/3 时，如果可能，建议暴露未萌的恒牙，以提供萌出通道；若为迟萌恒牙，在手术去除多生牙及迟萌恒牙切端 1/3 的骨和软组织后，有时还需配合正畸治疗才能获取足够间隙并将牙齿排列到正确的位置。

3. CBCT 在埋藏多生牙的诊断和治疗计划制定中不可或缺。若多生牙紧贴恒牙胚，手术操作应轻柔仔细，避免损伤恒牙胚。若有骨组织覆盖，应去骨以暴露多生牙；本病例中，术前 CBCT 显示 S1、S2 位于黏膜下，翻瓣后即可见。因此，CBCT 可预测多生牙的位置和手术难度，避免了手术操作的盲目性，降低了术中损伤。

（武敏科　吴礼安）

病例 47 舌系带附丽过低

患儿，男，7岁。

主 诉

舌系带过短伴发音不清1年。

病 史

现病史 患儿出生后家长发现舌系带过短，部分词语发音不准，1年来，舌系带反复溃疡，今来我科要求治疗。

既往史 否认全身系统性疾病史，否认药物过敏史。

家族史 否认家族遗传病史。

检 查

舌系带距舌尖约3mm，舌体能卷起，但舌尖不能舐到上腭，发音不清。舌体能伸出口外，伸出口外时舌尖呈W形（图47-1）。

诊 断

舌系带附丽过低。

● 诊断要点

舌体能卷起，但舌尖不能舐到上腭，舌体能伸出口外，伸出口外时舌尖呈W形。

治疗计划

舌系带修整术。

告知患者：舌系带过短与语音异常无直接关系，但很可能对某些词的发音产生影响，还有些儿童发音不准可能由其他因素引起，而与年龄呈明显相关，舌系带修整术后需要对患儿进行语音训练来改善发音。患儿家长知情同意。

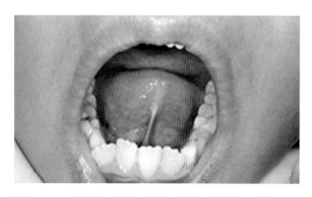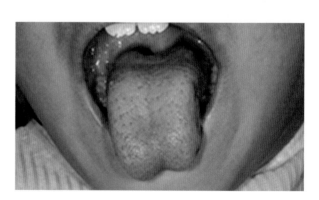

图47-1 术前舌系带口内像，前伸舌尖呈W形

治疗过程

1. 局部麻醉。

2. 纱布包绕舌尖并向上抬起，使舌系带保持紧张，用电刀横向切开系带（图 47-2），长度约 2cm，电凝及压迫止血；切开后口内像见图 47-3，嘱患儿伸舌，直至舌尖无 W 形，舌运动限制解除为止（图 47-4）。

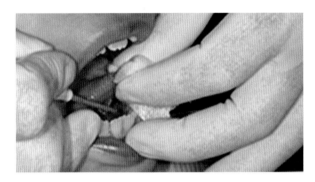

图 47-2　电刀切开舌系带

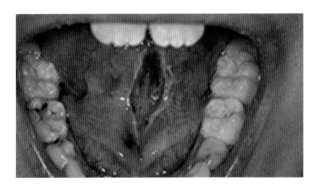

图 47-3　术后口内像

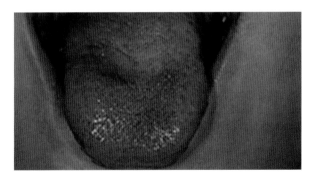

图 47-4　术后舌尖前伸正常

医　嘱

1. 麻药消散前勿进食进水。

2. 维持口腔卫生，避免感染。

3. 术后进行语音训练。

病例小结

1. 舌系带附丽过低是一种常见的先天性口腔畸形，表现为舌系带与舌腹或口底黏膜的附丽点前移，使得舌前伸、上抬或左右摆动受限，勉强前伸呈 W 形或心形。舌系带附丽过低的临床表现因患者年龄和畸形程度的不同而不同，程度较轻或因后天的各种补偿作用可无症状；新生儿时期可能会造成吸吮频率的改变及母亲乳头疼痛等哺乳过程的异常；本例患儿 7 岁，因舌系带过短伴发音不清而就诊，随着语音系统的形成，对发音很可能造成影响；如果舌尖一直受限制而不能抬到口腔顶部，可能会导致婴儿式吞咽的持续，出现开𬌗，引起颌骨发育异常等。

2. 对于舌系带过短或其附丽点靠前，影响舌正常活动者；舌前伸时系带与下切牙切缘摩擦，可能导致创伤性溃疡者，可行舌系带修整术。小儿先天性舌系带异常宜在 1~2 岁时修整。

常用的手术方法是横切纵缝法：局部麻醉下，用系带拉钩将舌腹向上抬起，或用缝线穿过舌尖牵拉舌向上，使舌系带保持紧张，横行切开系带，长度可达 2cm，使舌尖在开口时能接触到上前牙舌面，然后间断纵向缝合横行切开的创口。注意勿损伤舌静脉和口底两侧的颌下腺导管；肌纤维不可切断过多，以免因术后瘢痕再度导致舌运动受限。本病例中患儿舌系带过短，且反复发生创伤性溃疡，可行舌系带修整术，用电刀修整舌系带，出血较少，无需缝合，方便快捷。

（王琪　吴礼安）

病例 48 含牙囊肿

患者，男，8岁。

主诉

右下后牙区发现不明肿物1周。

病史

现病史 患儿1周前于外院常规口腔检查时发现右下后牙区不明肿物，无冷热刺激敏感，无自发痛、夜间痛，今来我院就诊。

既往史 否认全身系统性疾病史，否认药物过敏史。

家族史 否认家族遗传病史。

检查

口内检查右下后牙区未见明显异常，46远中部分被龈瓣覆盖，75、84、85窝沟呈黑色，有龋洞，洞中度深，未达髓腔，探痛（−），叩痛（−）（图48-1，图48-2）。CBCT显示：右下后牙区下颌角处可见一边界清晰、边缘光滑、呈圆形的单个囊腔；对应区域密质骨膨胀变薄，边缘形成骨白线；47牙胚包含于其中，牙冠发育约3/4，Nolla 5期（图48-3）。

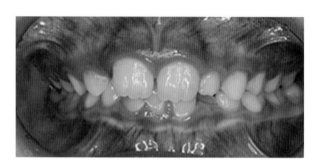

图48-1 口内正面𬌗像

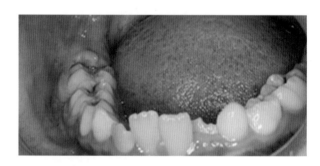

图48-2 右下后牙区口内像

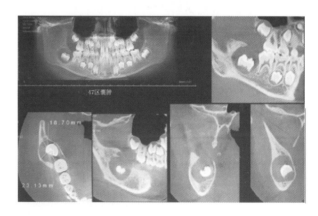

图48-3 CBCT检查：47区囊肿

诊断

1. 右下后牙区含牙囊肿。

164

2. 75、84、85 中龋。

- **诊断要点**

根据影像学表现：单房透亮区，伴有未萌出牙的牙冠，囊壁清晰，有骨白线，不难作出临床诊断，但最终还需病理学诊断结果确认。

治疗计划

1. 囊肿刮治术 + 开放引流。
2. 择期行 75、84、85 充填术。

治疗过程

1. 4% 阿替卡因肾上腺素注射液局部浸润麻醉下纵向切开 47 殆方牙龈组织，快速手机 + 球钻磨除部分牙槽骨，暴露囊壁（图 48-4）。

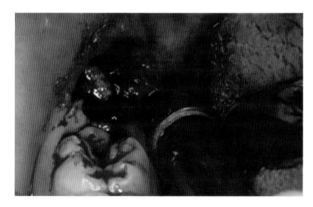

图 48-4　开窗

2. 挖匙搔刮，去除 47 冠方囊壁（图 48-5）。

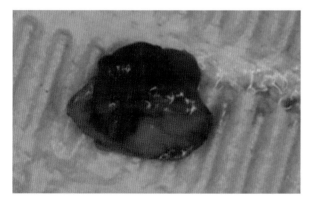

图 48-5　去除的囊壁

3. 冰冻切片，组织病理检查：（47 牙）不除外囊肿伴感染；另见黏膜组织上皮过度不全角化，固有层纤维结缔组织增生，散在炎细胞浸润，黏膜下层腺体慢性炎症，局部可见导管扩张变形（图 48-6）。

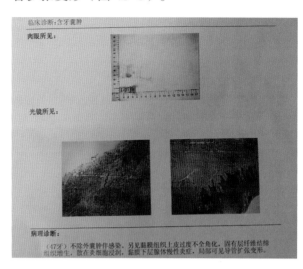

图 48-6　病理报告

4. 放置引流条，缝线缝合（图 48-7）。

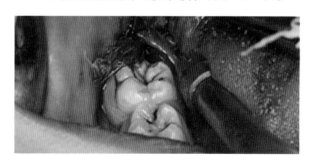

图 48-7　引流

5. 生理盐水定期冲洗，术后 2 周复诊，47 牙冠方基本愈合（图 48-8）。

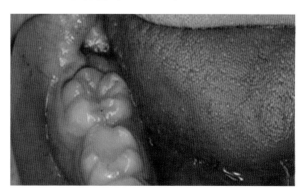

图 48-8　术后 2 周复诊口内像

6.2个月后复诊牙龈愈合良好（图48-9）。

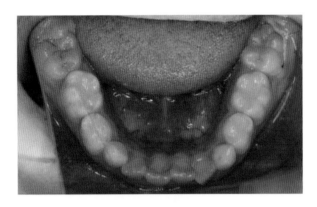

图48-9　术后2个月下颌殆面像

7.术后4个月复诊，X线片显示囊肿消失，囊区有新骨组织沉积（图48-10）。

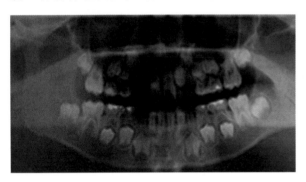

图48-10　术后4个月复诊X线片（47牙根尚未发育）

医　嘱

1.日常护理：保持口腔卫生，每次进食后要认真漱口，以免伤口感染。

2.积极锻炼身体，增强机体抵抗力，保持良好的情绪和心态。

3.以新鲜、易消化，富含优质蛋白质、维生素、矿物质的食物为主，少吃甜食、忌食过凉、过热食物。

4.定期复查，追踪观察47牙胚牙根发育状况。

病例小结

1.含牙囊肿又称滤泡囊肿，发生于牙冠或牙根形成之后，在缩余釉上皮与牙冠之间，由渗出的液体形成。其多来自单个牙胚，临床上可见囊肿内含有一颗牙，也可来自多个牙胚，内含多颗牙。在替牙期，恒牙萌出时所形成的含牙囊肿称为萌出囊肿。常可见缺牙伴该区颌骨膨胀，发病部位与年龄有关，10岁以内多位于下颌前磨牙区，10~20岁多位于上颌尖牙、下颌第三磨牙和下颌第二前磨牙区，20岁以上多位于下颌第三磨牙区。囊肿区可见受累牙未萌出。囊肿生长缓慢，为膨胀性生长，临床表现与始基囊肿相似。

2.治疗方案为手术切除囊膜，治疗原则是囊肿刮治术：手术去除囊壁后，需拔除含于囊内的牙齿，特别是多生牙的含牙囊肿需要连同囊内牙一并摘除。但对于儿童萌出期的含牙囊肿，宜在患牙可能萌出的正常位置，打开囊腔，去除上部囊壁，尽可能保留患牙，使其自然萌出。

3.对于大型牙源性颌骨囊肿，尤其是刮治后容易发生颌骨骨折者，也可行成形性囊肿切开术，即从口内打开囊肿，切除部分囊壁及黏膜，并将黏膜与囊膜相互缝合，使囊腔与口腔相通，便于引流。由于没有囊液聚集，消除了压力，囊腔可逐渐自行缩小，变浅。以后可再采用手术方法将剩余的囊膜切除。由于无效腔不大，封闭也较容易。这种疗法的另一优势是仅在口内手术，不必在口外做切口。缺点是疗程较长，在整个治疗过程中应注意保持口腔卫生，预防感染，并严密随访。

（高磊　吴礼安）

第七部分

儿童牙列间隙保持 ◀
及咬合管理

患者，女，7岁。

主 诉

左下后牙缺失1周。

病 史

现病史 1周前患儿因左下后牙残根反复刺破口腔黏膜而被拔除，今就诊于我科。

既往史 否认全身系统性疾病史，否认药物过敏史。1个月前上颌两颗乳中切牙因牙龈反复肿胀拔除，建议观察继承恒牙萌出情况。

家族史 否认家族遗传病史。

检 查

混合牙列，75拔牙创愈合良好；36、46已萌出，窝沟龋坏，达牙本质浅层；64残冠，呈棕黄色，Ⅰ度松动，继承恒牙于其颊侧萌出；55、74、85已行金属预成冠修复；11、21未萌出；12、22、44初萌；余未见明显异常（图49-1至图49-3）。

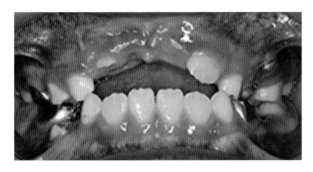

图 49-1 术前正面𬌗像

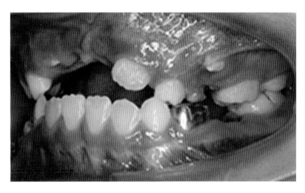

图 49-2 术前左侧位𬌗像

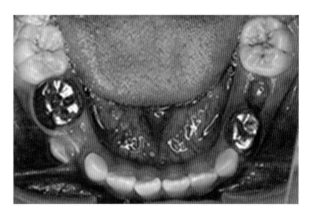

图 49-3 术前下颌𬌗面像

诊 断

1. 75早失。

2. 36、46中龋。

3. 64乳牙滞留、根尖周炎。

●诊断要点

1. 75缺失，且有拔牙史。

2. 患儿7岁，未到替换75时间。

治疗计划

1.75 区佩戴丝圈式间隙保持器。

2.36、46 充填术。

3.64 拔除术。

告知患者：佩戴间隙保持器的原因和目的，使用中有松动、脱落可能，若出现松动、脱落，及时复诊。

治疗过程

1.治疗 36 窝沟龋，并在基牙 36 上试带环，要求带环大小合适，上边缘位于基牙近远中边缘嵴下 1mm，下边缘平齐龈缘，既不影响咬合，也不刺激、损伤牙龈（图 49-4）。

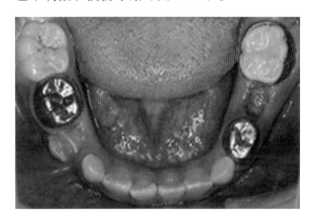

图 49-4 36 治疗完成后，口内试带环

2.带环佩戴于基牙上，取印模，灌制石膏模型，将佩戴有带环的石膏模型送往技工室加工制作丝圈式间隙保持器。

3.口内试戴丝圈式间隙保持器，就位顺利，固位良好，保持器游离端与 74 远中贴合，取下后，清洁吹干，在带环内侧放置粘接剂（图 49-5）。

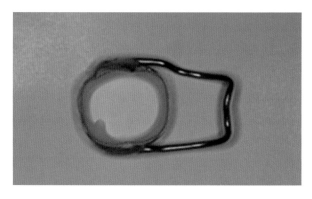

图 49-5 带环内侧放置粘接剂

4.口内清洁，干燥，隔湿，粘接间隙保持器，酒精棉球清理多余粘接剂（图 49-6，图 49-7）。

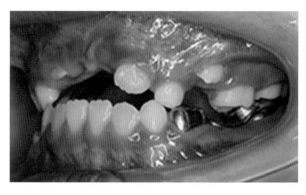

图 49-6 粘接完成后左侧位𬌗像

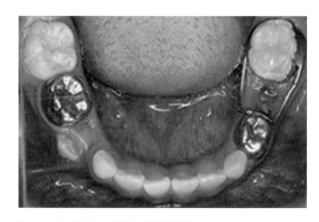

图 49-7 粘接完成后下颌𬌗面像

医 嘱

1.术后 30min 内勿进水，60min 内勿进食。

2.间隙保持器若出现松动、脱落，应自行取出，谨防误咽，尽快就诊。

3.每半年定期复查，若 35 萌出或 74 松动脱落，需及时就诊进一步处理。

病例小结

1.带环丝圈式间隙保持器是在选择的基牙上装配带环，在缺失牙处通过弯制的金属丝来维持间隙的近远中距离。

2.带环丝圈式间隙保持器适应证如下：

（1）单侧第一乳磨牙早失。

（2）第一恒磨牙萌出后，单侧第二乳磨牙早失；拆除远中导板式间隙保持器后，也可换上此装置。

（3）双侧分别有一颗乳磨牙早失，用其他间隙保持器困难的病例。

3.丝圈外形线的设计：丝圈平行于缺牙区牙槽嵴，离开牙龈约1mm。丝圈的颊舌径要比继承恒牙的冠部颊舌径稍宽。丝圈游离端需被动紧密接触牙齿，本病例所接触的位置应在74远中面最突点或此点稍下方，丝圈游离端既不能和74无接触（无法充分维持间隙），也不能与74有压力接触（难以就位且舒适感差）。

4.复诊：检查间隙有无缩小，恒牙是否萌出；检查带环是否移位、变形，粘接材料是否完好；检查丝圈是否脱焊、与邻牙接触及黏膜接触关系是否良好，如检查存在以上问题，而间隙仍需保持，则需重新制作。若恒牙已经萌出，则可以拆除间隙保持器。

（张彩娣　滕蕊）

患者，男，4岁。

主诉

右下后牙有洞伴疼痛不适1年。

病史

现病史 1年前发现患儿右下后牙有洞，食物嵌塞，偶有不适，未曾治疗。1周前右下后牙出现咬物疼痛，牙齿松动，偶有冷热刺激痛、自发痛，今来我院就诊。

既往史 否认全身系统性疾病史，否认药物过敏史。

家族史 否认家族遗传病史。

检查

84残冠，远中牙龈增生覆盖部分龋洞，可探及远中龋坏面位于龈下约3~4mm，质软。84冷刺激痛（－），探痛（－），叩痛（＋），Ⅰ度松动，牙龈略红（图50-1）。85近中邻殆面、舌面大面积龋坏，近中牙龈增生覆盖部分龋洞，可探及大量棕褐色软龋及穿髓点，冷刺激痛（＋），探痛（＋），叩痛（－），无明显松动，牙龈未见明显异常（图50-1）。74、75已行预成冠修复。X线片示：84根分叉及根尖周大面积暗影，近、远中牙根均有部分吸收，继承恒牙牙囊骨壁完整。85龋坏及髓，根分叉

有暗影，根尖周未见明显异常（图50-2）。

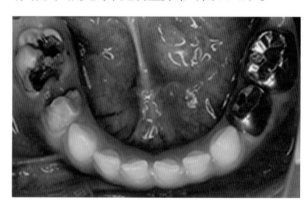

图50-1 术前下颌殆面像

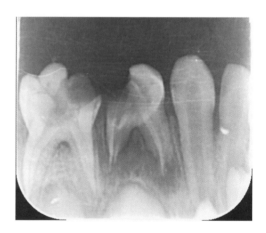

图50-2 术前X线片

诊断

1. 84残冠、根尖周炎。
2. 85根尖周炎。

● **诊断要点**

1. 84残冠，叩痛，松动，X线片示根尖周及根分叉大面积暗影及牙根部分吸收。

2. 85 龋洞，可探及穿髓孔，探诊、冷诊敏感，有自发痛史，X 线片示龋坏及髓，根分叉暗影。

治疗计划

1. 85 乳牙根管治疗术 + 金属预成冠修复。

2. 84 拔除术 + 全冠丝圈式间隙保持器间隙保持。

治疗过程

1. 4% 阿替卡因肾上腺素注射液局部浸润麻醉下行 85 一次性乳牙根管治疗术，充填后牙体预备并试戴金属预成冠（图 50-3）。

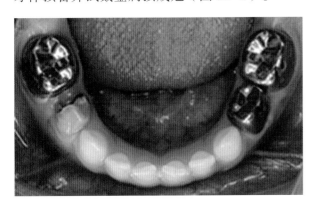

图 50-3　85 RCT 后试戴金属预成冠

2. 采用藻酸盐印模材料制取 83~85 区印模，并灌注石膏模型（图 50-4 至图 50-6）。

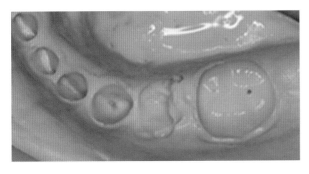

图 50-4　制取印模

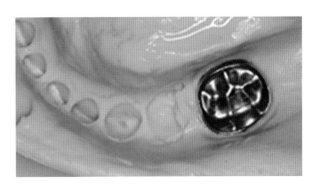

图 50-5　85 预成冠在印模内复位

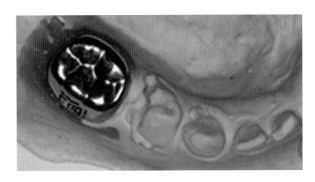

图 50-6　灌注石膏模型

3. 拔除 84；技工室加工制作 84 缺牙区间隙保持器。

4. 1 周后复诊，试戴已制作完成的 84 缺牙区全冠丝圈式间隙保持器（图 50-7）。

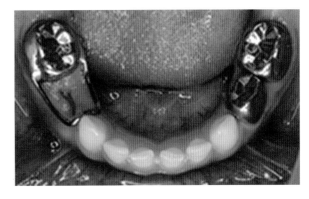

图 50-7　试戴间隙保持器

5. 确认就位完全，且丝圈游离端紧密贴合 83 远中面，采用玻璃离子粘接间隙保持器，清除多余粘接剂（图 50-8，图 50-9）。

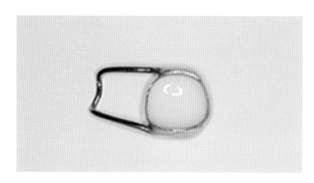

图 50-8　玻璃离子粘接

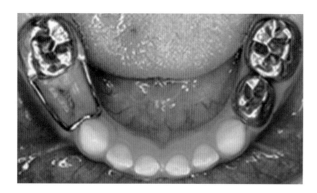

图 50-9　清除多余粘接剂，粘接完成

医　嘱

1. 84 拔除术后常规医嘱；85 根管治疗术 + 金属预成冠修复术后常规医嘱。

2. 勿食黏性食物；若间隙保持器松动、脱落，应及时复诊；若间隙保持器丢失、损坏，应及时重新制作。

3. 每半年定期复查；待拔牙区恒牙萌出后应及时就诊去除间隙保持器。

病例小结

1. 根尖周炎是引起乳牙早失的原因之一。对于严重的根尖周炎并造成牙根吸收，无法通过根管治疗保留的患牙，为避免对继承恒牙胚产生不良影响，应尽早拔除，并及时制作间隙保持器维持缺牙间隙。

2. 本病例中 84 缺牙区间隙保持器，利用 85 根管治疗术后预成冠修复设计成全冠丝圈式间隙保持器。此种间隙保持器固位牢靠、患儿舒适感好，适应证与带环丝圈式间隙保持器相同，多适用于基牙存在牙体或牙髓疾病需要预成冠修复者。它不仅发挥间隙保持的固位体作用，同时对基牙有更好的保护作用。待缺牙区恒牙萌出后不需间隙保持时，可去除金属丝圈，保留预成冠至乳牙脱落。

3. 采用藻酸盐印模材料制取印模，将预成冠复位于印模后，可用红蜡片将其固定，避免灌注石膏模型时造成移位失准。

4. 无论全冠丝圈式、带环丝圈式或舌弓 / Nance 托式间隙保持器，都只能维持缺牙区近远中向间隙，无法维持垂直向间隙；若缺失牙较多，可行可摘式间隙保持器修复，恢复咀嚼功能的同时也可维持垂直向间隙。

（武敏科　周子凌）

病例 51 远中导板式间隙保持器

患者，男，5岁。

主诉

左下后牙拔除1周，要求制作"占位器"。

病史

现病史 1周前患儿因左下后牙牙龈反复渗出黄色脓液于当地医院拔除，今转诊于我院制作"占位器"。

既往史 否认全身系统性疾病史，否认药物过敏史。

家族史 否认家族遗传病史。

检查

75拔牙创部分愈合，36未萌出；85近中面、殆面可见白色充填物；84远中面、殆面龋坏，余未见明显异常（图51-1，图51-2）。X线片示：36发育至Nolla 8期，正在破骨萌出，35发育至Nolla 4期，上方牙槽骨板已吸收，84远中龋坏已达髓角，根分叉区有暗影、近中根牙周膜间隙增宽（图51-3）。

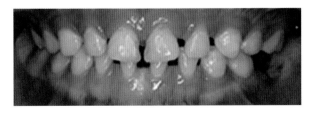

图51-1 术前正面殆像

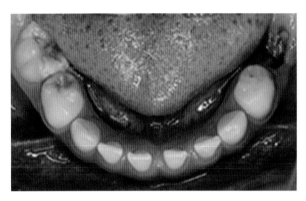

图51-2 术前下颌殆面像

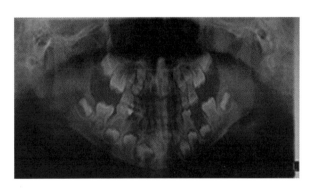

图51-3 术前全口牙位曲面体层片

诊断

1. 75早失。
2. 84慢性根尖周炎。

●诊断要点

1. 75缺失，且有拔牙史。
2. 患儿5岁，未达75替换年龄。
3. 35发育至Nolla 4期。
4. 84龋坏，根分叉区有暗影。

治疗计划

1. 75 区佩戴远中导板式间隙保持器。

2. 84 择期行根管治疗术。

告知患者：佩戴间隙保持器的原因和目的，使用中有松动、脱落可能，若 36 完全萌出，需要更换为丝圈式间隙保持器。

治疗过程

1. 74 牙体预备，口内试戴金属预成冠，将金属预成冠佩戴于基牙上，取印模，灌制石膏模型，将 X 线片上测量并经过换算的导板长度和高度标记在模型上，最终将佩戴有金属预成冠的石膏模型送往技工室加工制作。

2. 4% 阿替卡因肾上腺素注射液局部麻醉下，口内试戴远中导板式间隙保持器，就位顺利，固位良好，取下后消毒，在金属预成冠内侧放置粘接剂。

3. 口内清洁，干燥，隔湿，粘接间隙保持器，酒精棉球清理多余粘接剂（图 51-4，图 51-5）。

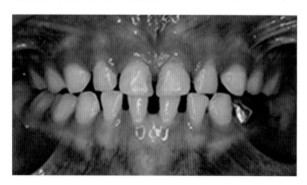

图 51-4 粘接完成后正面𬌗像

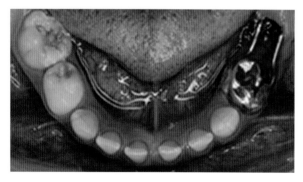

图 51-5 粘接完成后下颌𬌗面像

医　　嘱

1. 术后 30min 内勿进水，60min 内勿进食。

2. 间隙保持器若出现松动、脱落，应自行取出，防止误咽，并尽快就诊。

3. 每半年定期复查，若 36 完全萌出，需更换丝圈式间隙保持器。

病例小结

1. 远中导板式间隙保持器是用第一乳磨牙做基牙，戴入预成的或自制的合金全冠，冠的远中端焊接弯曲导板，插入牙槽窝内，远中导板贴合于未萌出第一恒磨牙的近中面。远中导板式间隙保持器采用全冠作为固位体，而不采用个别带环，是因其相对封闭，固位力强，发生移位脱落的可能性小。因此，该病例 74 虽为健康牙齿，也行牙体预备。

2. 远中导板式间隙保持器适用于第二乳磨牙早失、第一恒磨牙尚未萌出或萌出中的病例。

3. 远中导板式间隙保持器的制作难点是导板长度和高度的确定，若长度和高度不合适，则会影响第一恒磨牙的萌出，因此需要通过 X 线测量并经过换算来确定远中导板的长度及高度，其高度应伸展到第一恒磨牙外形高点下 1mm。

4. 复诊：检查间隙保持器是否损毁、变形，第一恒磨牙是否正常萌出，若第一恒磨牙完全萌出，则更换为丝圈式间隙保持器。

5. 远中导板式间隙保持器可以有效解决第二乳磨牙早失、第一恒磨牙尚未萌出或萌出中的间隙保持问题，但其临床操作过程复杂，若导板长度和高度不合适，将无法有效维持间隙甚至影响第一恒磨牙萌出。此外，远中导板需要插入牙槽窝内，容易发生感染，且在试戴、粘接过程中会出现疼痛不适，需要在局部麻醉下佩戴和拆除。

（张彩娣　吴礼安）

病例 52　下颌舌弓式间隙保持器

患者，男，7岁。

主诉

下后牙缺失1年余。

病史

现病史　1年前下后牙"蛀牙"未及时治疗，逐渐呈碎片状脱落，后因残根刺破黏膜于当地医院拔除，今就诊于我院。

既往史　否认全身系统性疾病史，否认药物过敏史。

家族史　否认家族遗传病史。

检查

混合牙列，31、32、36、41、46已萌出，75、85缺失，34正萌出且远中移位，84已行金属预成冠修复，73、83龋坏达牙本质中层，余未见明显异常（图52-1）。

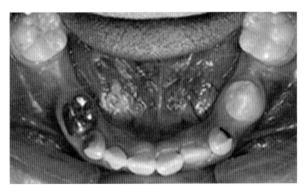

图52-1　术前下颌𬌗面像

诊断

1. 75、85早失。
2. 73、83中龋。

● 诊断要点

1. 75、85缺失，且有拔牙史。
2. 患儿7岁，未到替换75、85年龄。

治疗计划

1. 佩戴下颌舌弓式间隙保持器。
2. 73、83择期充填术。

告知患者：佩戴间隙保持器的原因和目的，使用中有松动、脱落可能，若出现松动、脱落，应及时就诊。

治疗过程

1. 在患儿口内试戴36、46带环，要求带环大小合适，上边缘位于基牙近远中边缘嵴下1mm，下边缘平齐龈缘。

2. 带环佩戴于基牙上，取印模，灌制石膏模型，将佩戴有带环的石膏模型送往技工室加工制作。

3. 口内试戴下颌舌弓式间隙保持器，就位顺利，固位良好。取下下颌舌弓式间隙保持器，清洁干燥，在带环内侧放置粘接剂。

4. 口内清洁，干燥，隔湿，粘接间隙保持器，酒精棉球清理多余粘接剂（图52-2）。

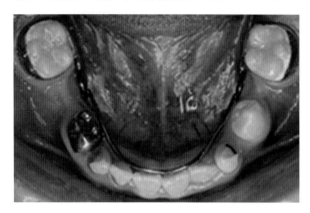

图52-2　粘接完成后下颌骀面像

医　嘱

1. 术后30min内勿进水，60min内勿进食。

2. 间隙保持器若出现松动、脱落，应及时就诊。

3. 每半年定期复查，若乳牙早失区域的继承恒牙萌出，应及时就诊。

病例小结

1. 舌弓式间隙保持器是将舌弓的两端固定在第二乳磨牙或第一恒磨牙上，以保持牙弓周长和缺牙间隙的保持器，是一种用于下颌的间隙保持器。通常在下颌恒切牙萌出后使用，以免影响其萌出。适用于：下颌乳尖牙早失者；下颌多颗乳磨牙早失，特别是近期有个别继承恒牙即将萌出仍需保持牙弓长度者；患儿不能合作佩戴可摘式间隙保持器者。

2. 在下前牙区，舌弓外形线应与舌隆突相接。对于未完全萌出的恒牙，不要人为地造成牙齿萌出方向的改变，所以外形线不要与该牙贴合（应绕过该牙）。

3. 需定期复诊，检查间隙保持器是否完整、粘接是否牢固，与前牙接触及与黏膜接触关系是否良好，是否影响继承恒牙萌出；间隙有无缩小，恒牙是否萌出，如检查存在以上问题，需及时取下调整或重新制作。

（张彩娣　吴礼安）

病例 53 上颌腭托式间隙保持器

患者，女，8岁。

主诉

上后牙外院拔除后缺失 3 个月。

病史

现病史 3 个月前患儿上后牙残根于外院拔除，建议其佩戴"占位器"，今就诊于我科。

既往史 否认全身系统性疾病史，否认药物过敏史。

家族史 否认家族遗传病史。

检查

口腔卫生一般，混合牙列，11、12、14、16、21、22、26 已萌出，53、55、65 缺失，16、26 近中异位萌出，15、25 萌出间隙不足，余未见明显异常（图 53-1）。

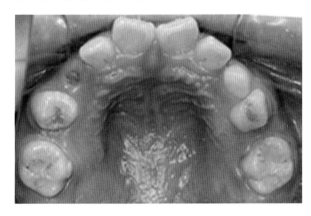

图 53-1 术前上颌𬌗面像

诊断

1. 53、55、65 早失。

2. 16、26 近中异位萌出。

● **诊断要点**

1. 53、55、65 缺失。

2. 患儿 8 岁，未到替换 53、55、65 年龄，且 63、64 未脱落。

3. 16、26 近中移位，15、25 萌出间隙不足。

治疗计划

1. 口腔卫生宣教。

2. 建议咬合诱导，推 16、26 向远中获取 15、25 萌出间隙，再进行间隙保持。

3. 因家长暂无早期矫正意愿，故建议佩戴上颌腭托式间隙保持器防止间隙进一步丧失。

告知患者：佩戴间隙保持器的原因和目的，使用中有松动、脱落可能，若出现松动、脱落，应及时就诊。

治疗过程

1. 在患儿口内试戴 16、26 带环，要求带环大小合适，下边缘位于基牙近远中边缘嵴上方 1mm，上边缘平齐龈缘。

2. 带环佩戴于基牙上，取印模，灌制石膏模型，将佩戴有带环的石膏模型送往技工室加工制作成上颌腭托式间隙保持器（图53-2）。

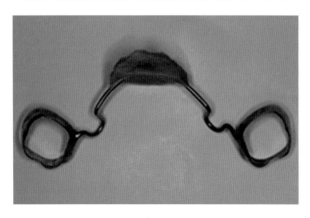

图53-2 上颌腭托式间隙保持器

3. 口内试戴上颌腭托式间隙保持器，就位顺利，固位良好。取下上颌腭托式间隙保持器，清洁干燥，在带环内侧放置粘接剂。

4. 口内清洁，干燥，隔湿，粘接上颌腭托式间隙保持器，酒精棉球清理多余粘接剂（图53-3）。

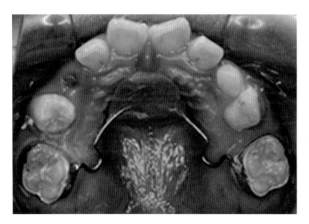

图53-3 粘接完成后上颌𬌗面像

医 嘱

1. 术后30min内勿进水，60min内勿进食。

2. 间隙保持器若出现松动、脱落，应及时就诊。

3. 每半年定期复查，若早失牙区继承恒牙萌出，应及时就诊。

病例小结

1. 上颌腭托式间隙保持器与舌弓式间隙保持器的用途一致，用于上颌缺牙间隙保持。在两侧各有第二乳磨牙或第一恒磨牙为基牙时，适用于：上颌乳尖牙早失者；上颌多颗乳磨牙早失，特别是近期有个别继承恒牙即将萌出仍需保持牙弓长度者；患儿不能合作佩戴可摘式间隙保持器者。

2. 上颌腭托式间隙保持器基本制作技术和舌弓式间隙保持器一致，不同的是腭侧弧线的前方通过上腭皱襞，并在此处的金属丝周围放置树脂，制作树脂腭盖板，压在腭盖顶部，从而防止上颌磨牙的近中移动，并有利于固位。

3. 佩戴后需定期复诊，检查间隙有无缩小，恒牙是否萌出；带环是否移位、变形、密合；粘接材料是否完好；腭弓是否脱焊、变形；与黏膜接触关系是否良好，如存在以上问题，而间隙仍需保持，需重新制作。

4. 该患儿上颌乳尖牙及双侧乳磨牙早失，且同时伴有第一恒磨牙近中移位而造成间隙缩小，需要通过咬合诱导，推双侧第一恒磨牙远中移动，获得间隙后佩戴间隙保持器维持间隙，但因患儿无法按时复诊及家长治疗意愿不强等原因，未按此方案进行，此时佩戴间隙保持器仅能避免间隙进一步丧失，待恒牙列期再行正畸治疗。

（张彩娣 吴礼安）

病例 54 可摘式间隙保持器

患者，女，3.5岁。

主 诉

上前牙残根拔除后影响美观、无法切咬食物1个月。

病 史

现病史 1个月前患儿于我科全身麻醉下治疗口内患牙，上前牙因残根无法修复而拔除，今因影响美观并无法正常切咬食物就诊。

既往史 否认全身系统性疾病史，否认药物过敏史。

家族史 否认家族遗传病史。

检 查

51、52、61、62拔牙创愈合良好，54、64、84、85已行金属预成冠修复，偶有吐舌不良习惯，余未见明显异常（图54-1至图54-3）。

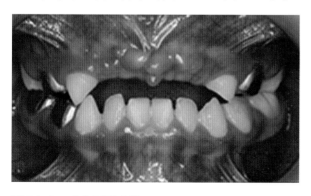

图 54-1 术前正面殆像

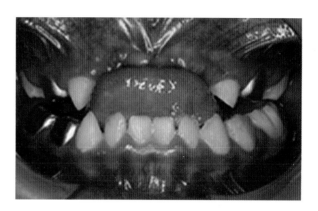

图 54-2 前牙缺失可能诱发吐舌习惯

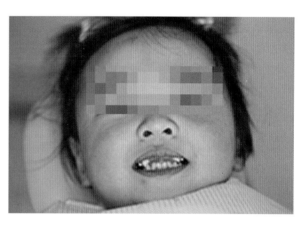

图 54-3 术前面像

诊 断

51、52、61、62早失。

● **诊断要点**

1. 51、52、61、62缺失，且有拔牙史。

2. 患儿3.5岁，未到上前牙替换年龄。

治疗计划

上前牙区佩戴可摘式间隙保持器。

告知患者：佩戴可摘式间隙保持器的原因和目的，佩戴后会有轻微异物感，且该间隙保持器需定期更换，以避免影响生长发育。

治疗过程

1. 取上、下颌印模，灌制石膏模型，设计可摘式间隙保持器，送至技工室进行制作。

2. 试戴上颌可摘式间隙保持器，就位顺利，固位良好，咬合关系良好（图54-4至图54-7）。

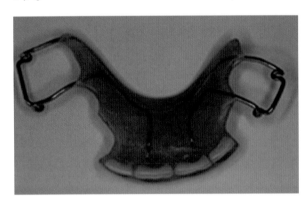

图 54-4　上颌可摘式间隙保持器

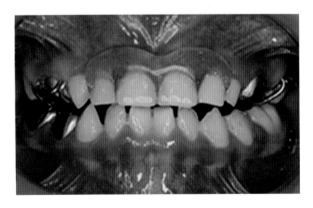

图 54-5　佩戴间隙保持器口内正面殆像

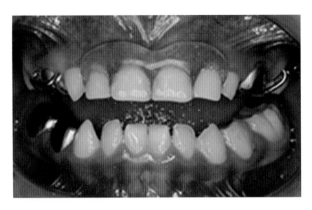

图 54-6　佩戴间隙保持器口内正面像

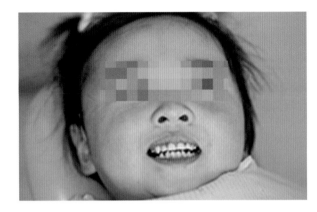

图 54-7　佩戴间隙保持器面像

医　　嘱

1. 每天佩戴 12h，需取下清洁，保持间隙保持器及口腔卫生，避免义齿性口炎的发生，不佩戴时，需放置在凉水内保存。

2. 定期复诊：检查基托与黏膜是否贴合，有无压迫。检查间隙保持器是否破损、变形，检查恒牙是否萌出。若恒牙萌出，则需磨除间隙保持器相应部位基托及义齿，为恒牙萌出提供通道，并根据继承恒牙萌出情况，调磨基托唇侧边缘。

3. 根据需要定期更换，以避免影响患儿颌骨发育。

病例小结

1. 可摘式间隙保持器，它不仅能保持缺牙间隙的近远中长度，而且能保持垂直高度和恢复咀嚼功能。从美学角度看，可以改善患儿的颜面外形，特别是前牙缺失造成的上唇凹陷，并恢复因缺牙造成的语音功能障碍，避免和破除口腔不良习惯。然而，这种保持器需要患儿的密切合作。

2. 适应证：乳磨牙缺失两颗以上；乳前牙缺失；或两侧乳磨牙缺失，并伴有前牙缺失。

3. 可摘式间隙保持器的外形设计原则是唇颊侧不用基托或尽可能小，以免有碍生长发育。若因缺失牙位过多，需加唇颊侧基托固位者，应考虑基托高度，避免影响牙槽骨正常生长发育。基托的外形线亦应随着年龄的增加做相应的改变：① 4 岁之前，基托外形线应位于牙槽嵴顶到前庭沟距离的 1/2 以内；② 4~5 岁时，基托外形线应位于牙槽嵴顶到前庭沟距离的 1/3 以内；③ 5~6 岁时，基托外形线应位于牙槽嵴顶到前庭沟距离的 1/4 以内。前牙部位的舌侧基托应离开舌面 1~2mm，避免前牙移位。第二乳磨牙或第一恒磨牙近中面的倒凹，给保持器提供了一个较好的固位条件，可利用单臂卡环固位。在上颌第二乳磨牙或第一恒磨牙可放箭头卡或单臂卡环，在下颌宜采用单臂卡环。在恒切牙未完全萌出时，应尽量避免在尖牙上使用卡环固位，以免影响尖牙区牙弓宽度的增长。若下颌两侧乳磨牙缺失，也可不设计卡环，将基托延长至远中基牙的舌侧中部，依靠基托固位。

4. 为避免影响颌骨生长发育，可摘式间隙保持器需定期更换。若接近恒牙萌出期，需调磨基托边缘位置；一旦恒牙萌出，则需磨除间隙保持器相应部位基托及义齿，为恒牙萌出提供通道，或更换其他类型间隙保持器。

（张彩娣　吴礼安）

病例 55 乳牙反𬌗

患者，男，6岁。

主 诉

发现"地包天"3年，家长自觉影响美观。

病 史

现病史 3年前发现患儿"地包天"，未进行任何治疗，今就诊。

既往史 否认全身系统性疾病史，否认药物过敏史。

家族史 患儿父亲有类似畸形。

检 查

混合牙列，全口牙齿色素（++），36、46正萌出，前牙反𬌗，上前牙唇倾度基本正常，下颌不能后退至对刃𬌗，乳尖牙磨耗不足，侧面型为凹面型（图55-1至图55-6）。全口牙位曲面体层片示：混合牙列，未见明显异常（图55-7）。头颅定位侧位片进行头影测量结果为∠SNA=74°，∠SNB=75°，∠ANB=−1°，提示：上颌骨发育不足，下颌骨发育正常（图55-8）。

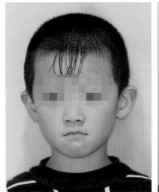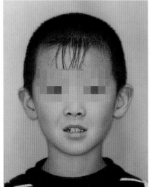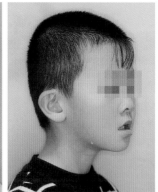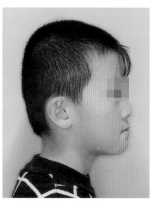

图55-1 术前患儿面像（正面像、正面微笑像、45°角侧面像、90°角侧面像）

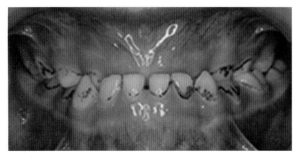

图55-2 术前正面𬌗像

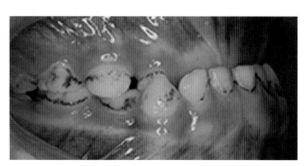

图55-3 术前右侧位𬌗像

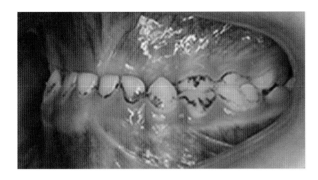

图 55-4　术前左侧位𬌗像

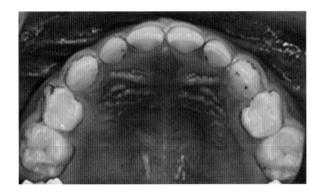

图 55-5　术前上颌𬌗面像

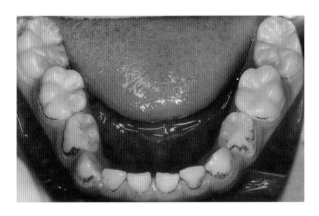

图 55-6　术前下颌𬌗面像

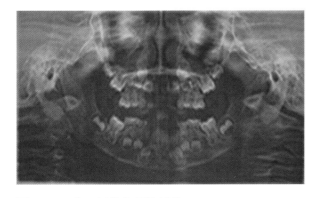

图 55-7　全口牙位曲面体层片

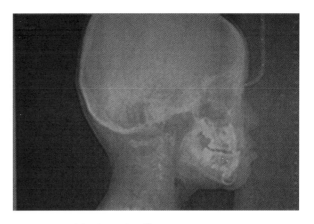

图 55-8　头颅定位侧位片

诊　断

骨性前牙反𬌗。

● 诊断要点

1. 前牙呈反覆𬌗、反覆盖关系，上前牙唇倾度基本正常，下颌不能后退至对刃𬌗。

2. 侧面型为凹面型。

3. 上颌骨发育不足，下颌骨发育正常。

4. 患儿父亲有类似畸形。

治疗计划

1. 上颌𬌗垫式活动矫治器配合前方牵引。

告知患者：上前牙替换完成后，若再次出现反𬌗，需继续矫治。

2. 建议全口牙齿色素清洁（家长暂无意愿）。

治疗过程

1. 取模，送至技工室制作上颌𬌗垫式活动矫治器。口内试戴，就位顺利，固位良好，检查佩戴矫治器后的咬合状态，以前牙打开咬合为标准调整𬌗垫高度（图 55-9 至图 55-12）。

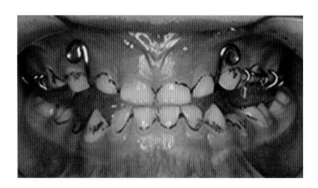

图 55-9　佩戴矫治器正面𬌗像

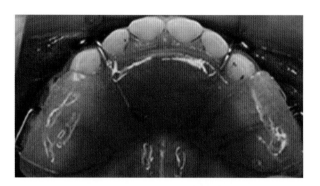

图 55-10　佩戴矫治器上颌𬌗面像

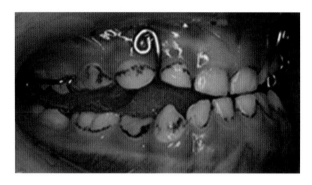

图 55-11　佩戴矫治器右侧位𬌗像

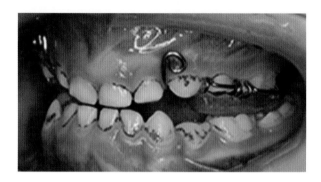

图 55-12　佩戴矫治器左侧位𬌗像

2. 佩戴前方牵引器，单侧力量 300~500g，牵引方向与𬌗平面呈 20~30°（图 55-13）。

3. 每 4 周复诊，检查覆𬌗、覆盖的改变情况，调节前方牵引器，待反𬌗解除后分次逐渐磨除𬌗垫，每次磨除 1~2mm。在矫治过程中 11、21 萌出，当咬合关系正常，前牙覆𬌗及覆盖正常时，再继续牵引 3 个月拆除矫治器，拍摄患儿面像及口内像（图 55-14 至图 55-19）。

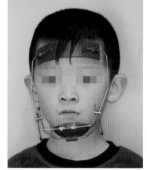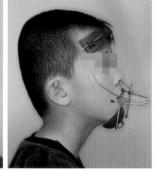

图 55-13　佩戴前方牵引器正面像及 90° 角侧面像

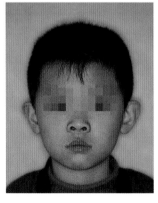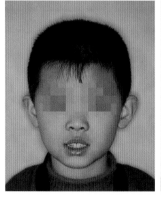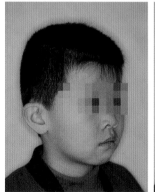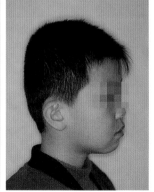

图 55-14　术后患儿面像（正面像、正面微笑像、45° 角侧面像、90° 角侧面像）

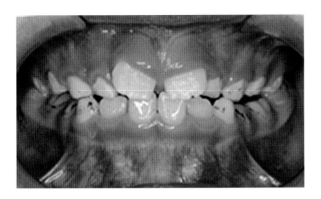

图 55-15　术后正面𬌗像

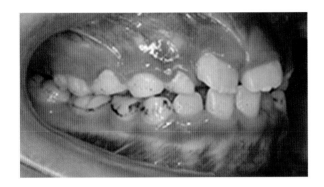

图 55-16　术后右侧位𬌗像

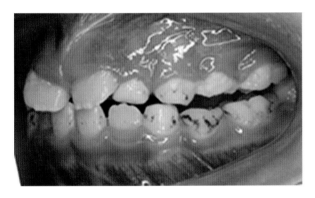

图 55-17　术后左侧位𬌗像

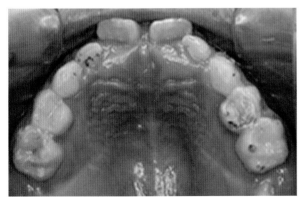

图 55-18　术后上颌𬌗面像

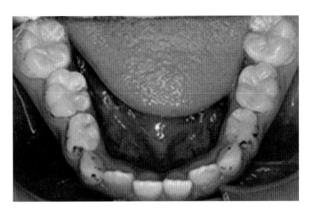

图 55-19　术后下颌𬌗面像

医　嘱

1. 上颌𬌗垫式活动矫治器保证每日佩戴 24h，前方牵引器每日佩戴 12~14h，上颌𬌗垫式活动矫治器需每日取下清洗。

2. 牵引皮筋需每日换新。

3. 每 4 周定期复查，矫治完成后每半年复查。

病例小结

1. 前牙反𬌗是指在正中咬合时，前牙呈反覆𬌗和反覆盖关系，俗称"地包天"，是我国儿童中较为常见的一种错𬌗畸形。前牙反𬌗可分为牙性、骨性和功能性前牙反𬌗 3 种。牙性前牙反𬌗主要是因为上下颌前牙牙轴倾斜度异常所致。骨性前牙反𬌗是指上颌骨发育不足和（或）下颌骨发育过度等造成上下颌骨骨量不调。功能性前牙反𬌗是指由于存在前牙的咬合干扰，诱导下颌前伸，导致前牙反𬌗。牙性前牙反𬌗多伴有功能性前牙反𬌗。

2. 乳牙列期及混合牙列期前牙反𬌗多为牙性及功能性反𬌗，如果不及时纠正，颌骨可能因为长期的生长障碍而形成骨性反𬌗。临床治疗的原则是尽早发现立即治疗，及时破除口腔不良习惯及咬合干扰，避免颌骨生长障碍而导致颜面畸形加重，增加矫治难度。乳前牙反𬌗应尽早矫治，最佳的治疗年龄为 3~5 岁，此时患儿能够配合，多采用上颌𬌗垫舌簧矫治器或下颌联冠式斜面导板，轻微的矫治力可引导上下前牙唇舌向倾斜移动，短期内解除前牙反𬌗。混合牙列期个别前牙反𬌗，可采用调磨法、咬撬法或上颌𬌗垫舌簧矫治器纠正。对于混合牙列期前牙反𬌗患者，特别是上牙弓拥挤者，可选用"2×4"矫治技术，即在 4 个切牙和 2 个磨牙上粘接托槽及带环，唇向移动反𬌗的前牙，以解除反𬌗；也可在上颌𬌗垫舌簧矫治器上增加螺旋扩弓器，扩展牙弓宽度，解除反𬌗的同时，排齐牙列。

3. 若儿童反𬌗诊断为骨性Ⅲ类错𬌗畸形，临床表现为下颌前伸（咬合干扰）、上颌发育不足和（或）下颌发育过度。临床上常用的早期阻断性治疗方式有 FR-Ⅲ型功能性矫治器、上颌前方牵引矫治器等：① FR-Ⅲ型功能性矫治器通过颊屏和唇挡消除了不良口周肌肉环境，还对骨膜有向外牵拉的作用，刺激上颌骨向外生长，以达到矫正前牙反𬌗的目的。使用这种矫治器，需要患者有极好的配合度、较长的治疗和保持时间；FR-Ⅲ功能性矫治器对于单纯功能性前牙反𬌗效果较佳。② 上颌前方牵引矫治器由口内部分与口外部分组成，一般认为前方牵引促进上颌骨生长的最佳年龄是 8~11 岁。对于恒牙列早期病例，作用有限。建议矫形力作用时间为每天 12~14h。临床上，由于患者生长型不同，还需对牵引方向做针对性调整，对下颌平面角较小且反覆𬌗较深的Ⅲ类错𬌗，应向前下方牵引，力的作用线通过上颌复合体阻力中心的下方。对于下颌平面角较大且反覆𬌗较浅的Ⅲ类错𬌗，牵引力方向应平行或者斜向前上方，使力的作用线通过上颌复合体阻力中心的上方。

4. 该患儿侧面型为明显凹面型，且有遗传因素，结合头影测量结果，可诊断为骨性反𬌗，因此采用上颌𬌗垫式活动矫治器配合前方牵引。

（张彩娣　吴礼安）

病例 56 埋伏牙牵引

患者，男，10岁。

主诉

上前牙脱落后，新牙至今未萌出2年。

病史

现病史 2年前患儿上前牙脱落，恒牙至今未萌出，今就诊于我科。

既往史 否认全身系统性疾病史，否认药物过敏史。

家族史 否认家族遗传病史。

检查

混合牙列，12、16、22、24、26、31、32、36、41、42、44、45、46已萌出，43、14正萌，73脱落，33未萌出，51未脱落，61缺失，11、21未萌出。55、65、74、75龋坏达牙本质浅层，36、46窝沟龋坏达牙釉质层（图56-1至图56-5）。CBCT示：51根方团块状高密度影像，疑似牙瘤，11、21发育至Nolla 9期，11、21间倒置多生牙1枚，21腭侧多生牙1枚（图56-6）。

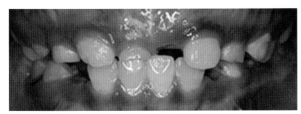

图56-1 术前正面𬌗像

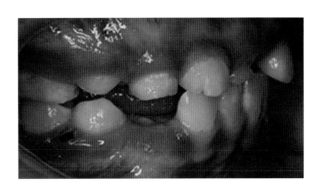

图56-2 术前右侧位𬌗像

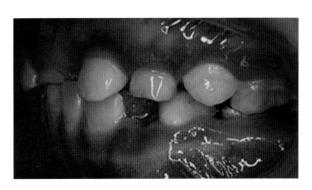

图56-3 术前左侧位𬌗像

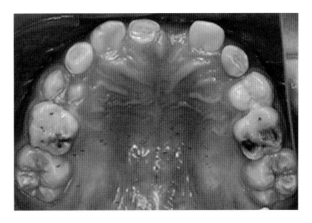

图56-4 术前上颌𬌗面像

189

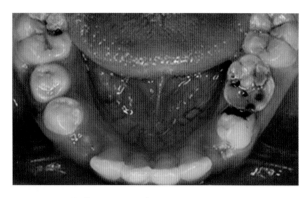

图 56-5　术前下颌船面像

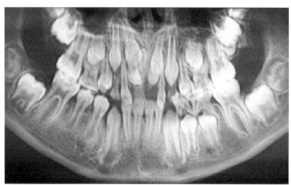

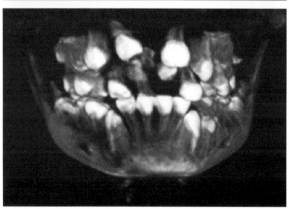

图 56-6　术前 CBCT

诊　断

1. 上颌前牙区牙瘤及多生牙 2 枚。

2. 51 滞留。

3. 11、21 迟萌。

4. 55、65、74、75 中龋。

5. 36、46 浅龋。

● 诊断要点

1. CBCT 可准确显示多生牙及牙瘤的数目、大小和位置。

2. 11、21 在 10 岁仍未萌出，牙根发育达 3/4。

治疗计划

1. 拔除上前牙区滞留乳牙、牙瘤及多生牙，观察继承恒牙萌出情况。

2. 若继承恒牙仍无法正常萌出，则进行早期咬合诱导，排齐整平上颌牙列，牵引 11、21，助其萌出。

告知患儿家长：牵引 11、21 过程中，可能出现牙齿松动、不适等情况。

3. 考虑患者口内剩余乳牙即将替换，55、65、74、75 定期观察，暂不治疗，嘱加强口腔卫生。

4. 36、46 充填术。

治疗过程

1. 局部麻醉下，拔除 51，翻瓣、去骨，拔除牙瘤及多生牙，缝合（图 56-7 至图 56-10）。

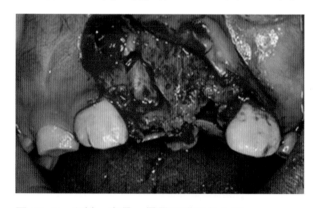

图 56-7　翻瓣、去骨，暴露牙瘤及多生牙

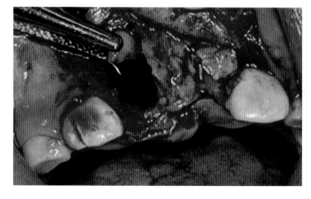

图 56-8　拔除牙瘤及多生牙

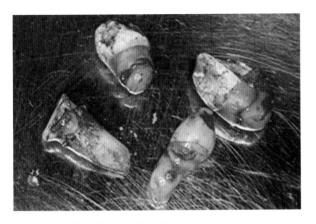

图 56-9　拔除的 51、牙瘤及多生牙

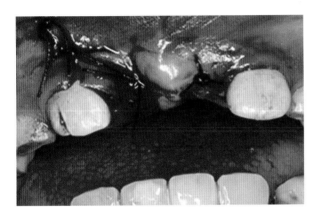

图 56-10　缝合

2. 观察 11、21 萌出情况，6 个月后，11、21 移位于黏膜下，但仍无法萌出，并且萌出间隙不足，拟行正畸牵引治疗。上颌 16、26 粘接带环，余牙粘接正畸托槽，电刀切开软组织，暴露 11、21 唇面，并粘接正畸托槽，主弓丝入槽结扎，11、21 用结扎丝牵引（图 56-11，图 56-12）。

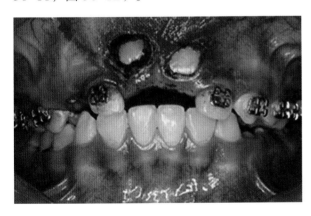

图 56-11　电刀切开软组织，暴露 11、21 唇面

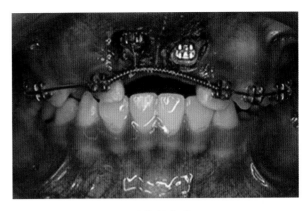

图 56-12　11、21 用结扎丝牵引

3. 逐号更换主弓丝，排齐整平牙列，上前牙区放置推簧扩展并维持间隙（图 56-13，图 56-14）。

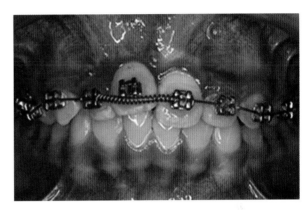

图 56-13　逐号更换主弓丝正面殆像

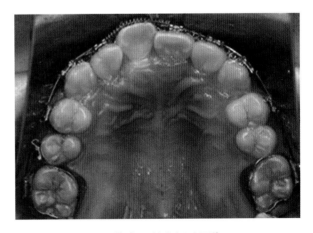

图 56-14　逐号更换主弓丝上颌殆面像

4. 上颌牙列基本排齐后，更换 NiTi 方丝，调整转矩（图 56-15，图 56-16）。

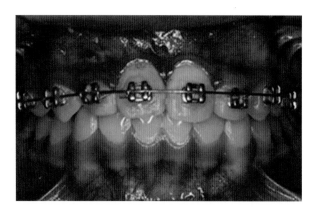

图 56-15　更换 NiTi 方丝正面殆像

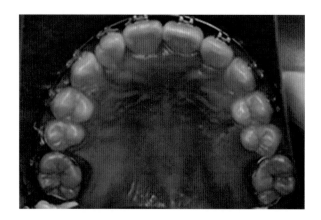

图 56-16　更换 NiTi 方丝上颌殆面像

5. 拆除矫治器（图 56-17 至图 56-21）。

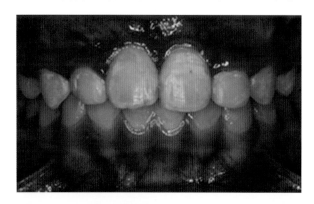

图 56-17　术后正面殆像

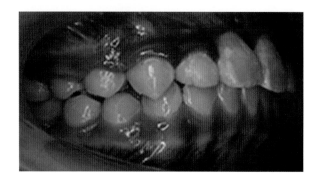

图 56-18　术后右侧位殆像

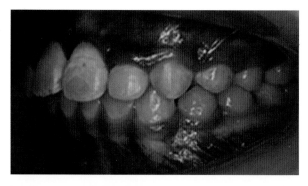

图 56-19　术后左侧位殆像

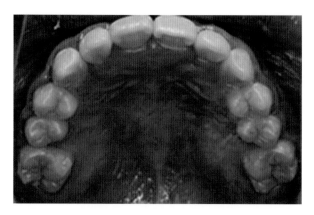

图 56-20　术后上颌殆面像

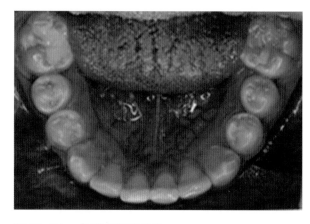

图 56-21　术后下颌殆面像

6. 佩戴保持器，常规复诊。

医　　嘱

1. 矫治器佩戴过程中勿食过黏、过硬食物，注意口腔卫生。

2. 按时佩戴保持器，防止复发。

病例小结

1. 上颌切牙埋伏的病因可分为局部因素和全身因素。局部因素包括：多生牙、牙瘤、牙源性肿瘤、局部骨质致密、牙龈增生肥厚、乳牙根尖周炎、牙外伤及乳牙滞留等。全身因素包括：遗传性疾病（如颅骨锁骨发育不全综合征）、先天性疾病（如唇腭裂）等。

2. 上颌埋伏切牙的治疗原则：上颌埋伏切牙的治疗以牵引为主。治疗过程为：①去除萌出障碍物如多生牙、牙瘤和滞留乳牙等；②开拓间隙以提供恒牙足够的萌出空间；③手术暴露助萌以去除萌出阻力；④开窗术后一般配合助萌牵引，从埋伏、萌出到完全萌出至牙列，对于水平生长埋伏牙应先从水平位置牵引至垂直位置，再牵引至牙列；⑤拔除埋伏牙为最后手段，拔除后再根据情况分析和考虑进行修复治疗或关闭间隙并以邻牙替代。

3. 手术暴露助萌的术式共有 3 种类型：牙龈环切、根尖向黏骨膜瓣暴露法和封闭式导萌法。前两者为开放式导萌法。牙龈环切是直接将埋伏切牙牙冠的黏膜进行环形切除，适用位于膜龈联合冠方的牙冠，由于该术式术后并不会产生附着龈，不适用于牙冠垂直向位置位于膜龈联合处根方的埋伏切牙。根尖向黏骨膜瓣暴露法是切口对着阻生牙的切缘或牙尖，黏骨膜瓣的蒂在根尖部，向根尖翻瓣，暴露阻生牙牙冠少许，部分需去除少量骨组织，最终将黏骨膜瓣根尖向复位并缝合，适用于牙冠位于膜龈联合水平或根方的埋伏切牙、牙龈总量不足的埋伏切牙和牙冠位于邻牙牙根近中上方且难以移动的埋伏切牙。封闭式导萌术即翻开黏骨膜瓣，暴露埋伏牙的牙冠，粘接正畸牵引装置后，重新原位缝合黏骨膜瓣，适用于水平生长的埋伏切牙、弯根牙且弯曲角度大于 90°，以及牙冠位于膜龈联合水平、根方和因位于牙槽骨中心而需去除大量骨质的埋伏切牙。封闭式导萌法可模仿牙齿自然萌出而产生最佳的美学和牙周效果，且治疗和术后恢复时间较短。

4. 上颌切牙萌出的正常年龄为 6~7 岁。如果对侧同名牙萌出超过 6 个月，患侧仍未萌出，则可被诊断为埋伏牙。临床研究认为，越早牵引效果越佳。9 岁以下的患者，其牙根一般未发育完全，在去除障碍后，可等待其自然萌出；若 9~12 个月后仍无萌出迹象，则考虑进一步干预。而对于 9 岁以上的患者，因其切牙牙根大多已发育完成，当埋伏位置较高时，在去除障碍后可配合开放式导萌法或封闭式导萌法进行牵引。

（张彩娣　吴礼安）